Série Guias de Bolso em Ginecologia e Obstetrícia

GUIA DE BOLSO DE MASTOLOGIA

Série Guias de Obstetrícia e Ginecologia

Manual Básico de Obstetrícia

Manual de Protocolos em Medicina Fetal

Guia de Bolso de Mastologia

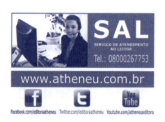

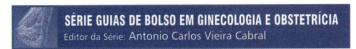

SÉRIE GUIAS DE BOLSO EM GINECOLOGIA E OBSTETRÍCIA
Editor da Série: Antonio Carlos Vieira Cabral

GUIA DE BOLSO DE MASTOLOGIA

WASHINGTON CANÇADO DE AMORIM

Professor, Doutor Associado do Departamento de Ginecologia e Obstetrícia da Faculdade de Medicina da Universidade Federal de Minas Gerais, FM/UFMG. Mastologista.

LEANDRO CRUZ RAMIRES DA SILVA

Mastologista do Instituto de Saúde da Mulher. Mestrando em Saúde da Mulher da a Faculdade de Medicina da Universidade Federal de Minas Gerais, FM/UFMG.

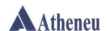

EDITORA ATHENEU	São Paulo —	Rua Jesuíno Pascoal, 30 Tels.: (11) 2858-8750 Fax: (11) 2858-8766 E-mail: atheneu@atheneu.com.br
	Rio de Janeiro —	Rua Bambina, 74 Tel.: (21) 3094-1295 Fax: (21) 3094-1284 E-mail: atheneu@atheneu.com.br
	Belo Horizonte — Rua Domingos Vieira, 319 — Conj. 1.104	

CAPA: Paulo Verardo
PRODUÇÃO EDITORIAL/ DIAGRAMAÇÃO: Fernando Palermo

Dados Internacionais de Catalogação na Publicação (CIP)
(Câmara Brasileira do Livro, SP, Brasil)

Pereira, Alamanda Kfouri
  Manual de protocolos em medicina fetal / Alamanda Kfouri Pereira,
Antônio Carlos Vieira Cabral, Henrique Vítor Leite. -- São Paulo: Editora
Atheneu, 2012. -- (Série guias de bolso de obstetrícia e ginecologia)

  Bibliografia
  ISBN 978-85-388-0270-9

1. Diagnóstico pré-natal 2. Feto - Desenvolvimento 3. Protocolos médicos I.
Cabral, Antônio Carlos Vieira. II. Leite, Henrique Vitor. III. Título. IV. Série.

12-02748	CDD-618.32

Índices para catálogo sistemático:

1. Medicina perinatal: Protocolos de condutas: Obstetrícia: Medicina   618.32

AMORIM, W. C.; RAMIRES DA SILVA, L. C.
Guia de Bolso de Mastologia
Série Guias de Bolso em Ginecologia e Obstetrícia

©Direitos reservados à EDITORA ATHENEU – São Paulo, Rio de Janeiro, Belo Horizonte, 2012.

Colaboradores

Antônio Carlos Vieira Cabral

Professor, Doutor Titular do Departamento de Ginecologia e Obstetrícia da Faculdade de Medicina da Universidade Federal de Minas Gerais, FM/UFMG.

Helenice Gobbi

Professora, Doutora Associada do Departamento de Anatomia Patológica da Faculdade de Medicina da Universidade Federal de Minas Gerais, UFMG.

Henrique Lima Couto

Doutorando em Saúde da Mulher da Faculdade de Medicina da Universidade Federal de Minas Gerais, FM/UFMG. Mastologista da Fundação Hospitalar do Estado de Minas Gerais, FHEMIG.

João Carlos Cisneiros Guedes de Andrade Jr.

Especialista em Cirurgia Plástica pela Sociedade Brasileira de Cirurgia Plástica. Cirurgião Plástico do Instituto de Saúde da Mulher.

Marcus Simões Castilho

Médico Rádio-oncologista. Mestrando em Saúde da Mulher da Faculdade de Medicina da Universidade Federal de Minas Gerais, FM/UFMG.

Patrícia Teixeira

Professora, Doutora da Faculdade de Medicina da Universidade José do Rosário Vellano, Unifenas.

Rodrigo Cunha Guimarães

Especialista em Oncologia Clínica do Hospital Central da Universidade Federal de Minas Gerais, HC/UFMG. Mestrando em Saúde da Mulher pela Faculdade de Medicina da Universidade Federal de Minas Gerais FM/UFMG e da Faculdade de Medicina de Ulm, Alemanha.

Rodrigo Otávio Gontijo Tostes

Professor Adjunto do Departamento de Cirurgia da Faculdade de Medicina da Universidade Federal de Minas Gerais, FM/UFMG. Especialista em Cirurgia Plástica pela Sociedade Brasileira de Cirurgia Plástica.

Apresentação da Série

No ano de 2011 a Faculdade de Medicina da Universidade Federal de Minas Gerais completou 100 anos de fundação. O Departamento de Ginecologia e Obstetrícia desta Instituição propôs à Editora Atheneu a publicação de uma serie de manuais abordando os principais temas da especialidade como uma maneira de marcar esta importante data..

Os professores responsáveis pelos diversos serviços que compõem atualmente o Departamento de Ginecologia e Obstetrícia foram chamados para este desafio acadêmico e a serie esta sendo elaborada e publicada a cada momento com os novos volumes que pretendem compor importante acervo para estudo e que pretende ao mesmo tempo homenagear a centenária Instituição de Ensino. Esta serie de publicações oferece aos inúmeros egressos desta Faculdade de Medicina a oportunidade do reencontro com os antigos mestres.

A serie esta composta pelos manuais de Obstetrícia, Ginecologia, Mastologia, Urgências em Ginecologia e Obstetrícia, Uroginecologia, Medicina Fetal, Oncologia Ginecológica e Reprodução Assistida. Muitos destes títulos já se encontram disponíveis e outros próximos de serem apresentados à comunidade acadêmica.

A minha satisfação pessoal é muito grande de poder participar deste processo de difusão do conhecimento acumulado dentro do nosso Departamento de Ginecologia e Obstetrícia por estes longos anos de atuação. A parceria com a Editora Atheneu neste projeto é uma homenagem a todos docentes que atuaram no ensino e na pesquisa da Saúde da Mulher ao longo desta trajetória de formação de médicos e de cidadãos desde o ano de 1911. Espero que esta singela contribuição acadêmica esteja a altura dos nossos antigos e atuais mestres da Ginecologia e Obstetrícia mineira e brasileira.

Antonio Carlos Vieira Cabral

*Professor Titular de Ginecologia e
Obstetrícia da Faculdade de Medicina da UFMG*

Sumário

Introdução   1

Capítulo 1
Glândulas Mamárias   3
Anatomia e fisiologia   3
Anomalias congênitas e adquiridas   7
Irrigação e drenagem venosa   8
Inervação   10
Drenagem linfática   11
Metástases – vias de disseminação   13

Capítulo 2
Exame Clínico   15
Exame físico das mamas   15
Autoexame das mamas   16

Capítulo 3
Mamas e Gravidez   21
Hipogalactia e Hipergalactia   24
Suspensão do Aleitamento   25
Fissuras Areolares   25
Mastite Puerperal   26

CAPÍTULO 4
Propedêutica mamária por imagem 29
Mamografia 30

Ultrassonografia (US) 33

Ressonância nuclear magnética (RNM) 34

BI-RADS (*Breast Imaging Reporting and Data System*) 35

CAPÍTULO 5
Biópsias 41
Punção aspirativa por agulha fina (PAAF) 42

Biópsia de fragmento por agulha (BFA) *core biopsy* 44

Mamotomia 46

Biópsia incisional (aberta) 47

Biópsia excisional 47

Biópsias de lesões não palpáveis 48

CAPÍTULO 6
Ginecomastia 55
Definição 55

Manifestações clínicas 57

Fisiopatologia 57

Diagnóstico 60

Tratamento 62

CAPÍTULO 7
Mastite Não Puerperal 63
Tipos 63

Tratamento 68

CAPÍTULO 8
Alterações Benignas da Mama 71

Alterações fibrocísticas da mama 71

Lesões proliferativas 73

Fibroadenoma 79

Tumor filoides 81

Papiloma intraductal 84

Hamartoma 86

Lipoma 87

Ectasia ductal 87

CAPÍTULO 9
Neoplasias Malignas da Mama 89

Carcinoma ductal *in situ* (CDIS) 89

Carcinoma lobular *in situ* (CLIS) 90

Carcinomas mamários invasores 93

CAPÍTULO 10
Epidemiologia do Câncer de Mama 99

CAPÍTULO 11
Fatores Prognósticos e Preditivos no Câncer de Mama 105

Fatores prognósticos 105

Fatores preditivos 107

CAPÍTULO 12
Estadiamento do Câncer de Mama 111

Capítulo 13
Câncer de Mama em Situações Especiais 119

Câncer de mama na mulher idosa 119

Câncer de mama na mulher jovem 126

Câncer de mama associado à gravidez 128

Doença de Paget (Carcinoma de Paget) 132

Carcinoma inflamatório da mama 135

Câncer de mama no homem 137

Câncer oculto da mama apresentando-se como massa axilar 139

Capítulo 14
Tratamento Cirúrgico do Câncer de Mama 141

Cirurgia conservadora 141

Cirurgia radical 146

Capítulo 15
Tratamento Sistêmico Adjuvante, Neoadjuvante, Hormonoterápico e Paliativo do Câncer de Mama 151

Hormonoterapia adjuvante 151

Quimioterapia adjuvante 153

Quimioterapia neoadjuvante 155

Eventos adversos mais frequentes 156

Doença metastática 160

Capítulo 16
Tratamento Radioterápico Adjuvante e Paliativo do Câncer de Mama 165

Radioterapia no câncer de mama 165

Radioterapia parcial acelerada de mama 167

Radioterapia paliativa no câncer de mama 170

Radiocirurgia 170

CAPÍTULO 17
Reconstrução Mamária Pós-Tratamento Cirúrgico do Câncer de Mama 175

Reconstrução pós-tratamento radical 175

Reconstrução pós-tratamento conservador 182

CAPÍTULO 18
Protocolo de Tratamento e Acompanhamento do Câncer de Mama 189

Carcinoma lobular *in situ* (CLIS) 189

Carcinoma ductal *in situ* (CDIS) 190

Carcinoma invasor 191

Introdução

O objetivo deste Guia de Bolso é propiciar aos estudantes de medicina, residentes de ginecologia, de mastologia e aos clínicos gerais uma consulta rápida e atualizada em um assunto da maior importância que é o diagnóstico precoce e manejo das doenças da mama, principalmente o carcinoma. A evolução dos métodos de diagnóstico precoce e uma maior divulgação da importância da doença como sendo a maior responsável pela mortalidade das mulheres em nosso meio, tem propiciado uma difusão mais ampla desses conhecimentos. Para combater o câncer de mama é necessária, nessa jornada, a participação de todos os profissionais de saúde.

O Guia de Bolso é decorrente da experiência dos membros do GEMA (Grupo de Estudos em Mastologia/Hospital das Clínicas/UFMG), grupo esse multidisciplinar. A utilização de protocolos é fundamental em oncologia e tornamos o nosso, fruto de reavaliações de nossas intervenções e de grupos internacionais, a base desse manual.

Capítulo 1

Glândulas Mamárias

■ Washington Cançado de Amorim

Anatomia e Fisiologia

As glândulas mamárias se desenvolvem a partir da 5ª semana de vida intrauterina, ao longo da crista epitelial ou linha láctea, que se forma no embrião em sua superfície ventral de cada lado, desde a futura axila até a região inguinal. São consideradas glândulas sudoríparas altamente modificadas. O desenvolvimento e a função da glândula mamária são estimulados por uma gama de hormônios como os esteroides sexuais, a prolactina, a ocitocina, os tireoidianos, o cortisol e os hormônios do crescimento. O estrogênio exerce efeito mitótico e o desenvolvimento ductal. Atua, ainda, aumentando os receptores de estrogênio e progesterona. A progesterona é responsável pela diferenciação das células epiteliais e determina o desenvolvimento dos lóbulos da glândula. A prolactina potencializa a quantidade de receptores de estrogênios e atua de forma sinérgica com os estrogênios no desenvolvimento ductal, e a progesterona no desenvolvimento alvéolo-lobular. Ela é responsável pelo estímulo primário da lactogênese durante o final da gravidez e no período pós-parto; ocorre a diferenciação das células produtoras de leite e a síntese de seus componentes.

O número de pares de glândulas mamárias nas diversas espécies de mamíferos varia amplamente e está relacionado com a quantidade de descendentes em cada gestação. No homem e na maioria dos outros primatas, normalmente se desenvolve um só par de glândulas. O número de pares de glândula não guarda relação com a tendência de desenvolver câncer de mama porque esta enfermidade é frequente em ratos, cães e mulheres, porém é rara ou desconhecida em outras espécies. Na vida pós-natal, no homem, em geral ocorre um escasso desenvolvimento, permanecendo a glândula rudimentar.

Forma

A mama humana apresenta forma cônica protuberante. Em outros primatas as mamas são mais planas, inclusive na gravidez e lactação. A base do cone mede de 10 a 12 cm de diâmetro e de 5 a 7 cm de espessura. Geralmente o tecido mamário se estende às axilas em forma de prolongamento axilar de Spence. Na mulher, as mamas experimentam um desenvolvimento posterior importante que se correlaciona com a idade, regulado pelos hormônios sexuais. Aos 20 anos de idade as mamas alcançam seu desenvolvimento máximo e em torno dos 40 anos iniciam as alterações atróficas.

Tamanho e Estrutura

A glândula mamária típica, fora do período gravídico-puerperal, pesa entre 150 e 225 gramas, ao passo que na lactação este peso atinge 500 g ou mais. Com o tempo as mamas diminuem de tamanho e volume, tornam-se mais planas e pendulas e de consistência menos firme.

A mama é formada por 15 a 25 lóbulos, compostos de tecido glandular do tipo túbulo-alveolar, tecido conectivo fibroso e tecido adiposo, situados entre os *lóbulos*. Estes, por sua vez, estão divididos em inúmeros *lóbulos menores* e cada um desses em 10, 100 ou mais *ácinos* agrupados em torno de ducto coletor. Portanto, os *lóbulos menores* constituem a unidade estrutural básica da glândula mamária.

Os condutos coletores, ao chegarem à base do mamilo, dilatam-se e formam os seios lactíferos (em número de 20) que servem reservatório para o leite durante a amamentação. Logo abaixo da superfície do mamilo os seios lactíferos terminam em ampolas cônicas, recobertas por epitélio estratificado pavimentoso.

O tecido celular subcutâneo envolve a glândula mamária e estende-se em forma de tabiques entre os lóbulos e lóbulos menores, promovendo a sustentação para os elementos glandulares sem formar uma cápsula ao redor dos componentes da mama. O espaço retromamário, localizado entre a fáscia posterior da mama e a fáscia superficial do músculo grande peitoral, contribui para a mobilidade da mama. Ligando as duas fáscias mamárias (fáscias superficial e profunda) existe tecido conectivo fibroso, que representa o suporte natural da mama (ligamento suspensor de Cooper) (Figura 1.1).

Extensão e Localização

A mama feminina adulta se estende desde a segunda costela (limite superior) até a prega inframamária, que corresponde à sétima costela (limite inferior), e da borda lateral do esterno (borda medial) até a linha axilar anterior ou média. O seu limite anterior é dado pela fáscia anterior da mama e seu limite posterior, pela fáscia posterior. A mama repousa sobre o músculo peitoral maior, serrátil anterior, oblíquos externos e parte superior da bainha do reto. O prolongamento axilar ou de Spence se estende até o interior da prega axilar anterior.

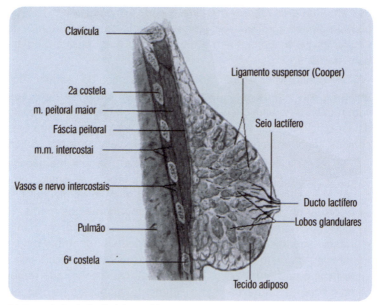

FIGURA 1.1. Anatomia da glândula mamária.

Aréola e Mamilo

O epitélio da aréola e do mamilo apresenta pigmentação mais escura relacionada com níveis estrogênicos. Na porção subareolar do mamilo surgem inúmeras fibras musculares lisas, dispostas em anéis concêntricos e também em forma radiada, que têm a função de contrair a aréola e comprimir a base do mamilo.

A maior parte do mamilo é constituída de fibras musculares lisas dispostas de forma circular e longitudinal que, ao se contraírem, tornam o mamilo erétil, com o objetivo de descarregar o seio lactífero. O mamilo possui um grande número de glândulas sebáceas especializadas, frequentemente localizadas em torno da abertura dos seios lactíferos. A aréola contém três tipos de glândulas: sudoríparas, sebáceas especializadas (na gravidez e lactação aumentam de volume e passam a ser chamadas de Montgomery) e mamárias acessórias.

Anomalias Congênitas e Adquiridas

Amastia

A ausência completa de uma ou de ambas as mamas é uma das mais raras anomalias da mama. A ausência unilateral da mama é mais comum que a amastia bilateral e é mais frequente na mulher. É consequência de uma deficiência completa do desenvolvimento do sulco mamário, aproximadamente na 6ª semana de vida intrauterina. Quando associada a anomalias da parede torácica, constitui a síndrome de Poland (1841), ou seja, ausência congênita unilateral dos músculos peitoral maior e menor, oblíquo externo e ausência parcial do músculo serrátil anterior associada a hipoplasia, ausência completa da glândula mamária ou mamilo e arcos costais (2, 3 e 4 ou 3, 4 e 5), alterações estas completas ou parciais; é invariavelmente unilateral e mais frequente na mulher. Transtorno de etiologia desconhecida é raramente familiar.

Polimastia – Mamas Supranumerárias

Presença de mama ectópica em qualquer local da linha mamária. As mamas supranumerárias axilares são as mais frequentes. A identificação é importante devido ao fato da associação com outras anomalias. A frequência é de aproximadamente 1%.

Politelia – Mamilo Supranumerário

A presença de mamilos supranumerários é anomalia menos frequente, com incidência estimada de 1:100 a 1:500. Existe uma relação entre politelia e anomalias renais.

Sinmastia – Confluência Medial das Mamas

Consiste na presença de uma membrana através da linha média que une as mamas, geralmente simétricas. O achado mais comum consiste na fusão pré-esternal do tecido mamário, que se associa a macromastia.

Gigantomastia – Hipertrofia Mamária da Gravidez

Alteração de etiologia desconhecida, geralmente se desenvolve durante os primeiros meses de gravidez, podendo evoluir para necrose e até a morte da paciente. No período puerperal imediato, as mamas hipertróficas regridem até alcançar aproximadamente seu tamanho prévio. Nas gravidezes ulteriores elas tornam a desenvolver de maneira anormal. Durante a gravidez é recomendado o uso de sutiã apropriado e cuidados com a pele. A abordagem cirúrgica deve ser indicada nos casos de necrose, infecções seguidas de abscesso e hemorragias. O tratamento posterior é estético: mamoplastia redutora.

Assimetrias Mamárias

O desenvolvimento assimétrico da glândula mamária pode representar um crescimento não isométrico do tecido mamário. Não deve haver qualquer abordagem cirúrgica sobre as mamas na sua fase de desenvolvimento (adolescência), pelo risco de lesão irreversível sobre o broto mamário, levando a hipoplasia ou amastia.

Irrigação e Drenagem Venosa

A glândula mamária recebe irrigação sanguínea de:

- ramos perfurantes da artéria mamária interna ou artéria torácica medial;
- ramos mediais ou mamários da artéria torácica lateral;

- ramos externos ou anteriores das artérias intercostais;
- ramos da artéria axilar (ramo torácico superior, torácicas externas e ramos peitorais do tronco toracoacromial).

Aproximadamente 60% da irrigação das mamas são feitos pelos ramos perfurantes da artéria mamária interna. O ramo toracodorsal da artéria subescapular não participa da irrigação das mamas, mas é muito importante, pela sua manipulação cirúrgica durante a dissecção axilar e o seu envolvimento íntimo com os linfonodos das cadeias central e escapular (Figura 1.2).

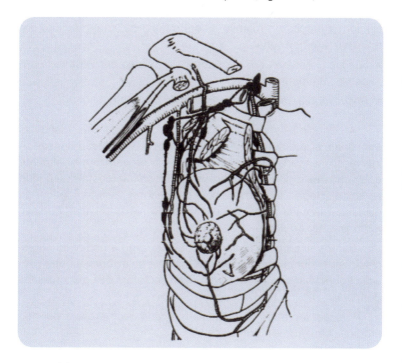

FIGURA 1.2. Irrigação sanguínea e drenagem venosa da glândula mamária.

As veias superficiais desenvolvem anastomoses extensas. Em torno do mamilo essas veias formam um círculo anastomótico e daí para os grupos venosos principais, que são:

- ramos perfurantes da veia torácica interna;
- tributárias da veia axilar;
- ramos perfurantes das veias intercostais.

nervação

A especialização da glândula mamária, aréola e mamilo se associa com a ereção do mamilo e com o fluxo de leite, mediado por reflexo neuro-hormonal.

- *Sucção:* impulsos em receptores do mamilo com estímulo em células do hipotálamo.
- *Resposta:* liberação de ocitocina pela neuro-hipófise.

A ocitocina estimula as células mioepiteliais das glândulas mamárias, o que determina a sua contração e a ejeção do leite. A inervação sensorial da glândula mamária provém principalmente dos ramos externos e anteriores dos nervos intercostais (segundo ao sexto). Região limitada da pele que recobre a parte superior da glândula mamária inervada por ramos do plexo cervical, ou seja, ramo anterior do nervo supraclavicular.

Ramos anteriores dos intercostais e ramo anterior do supraclavicular → fibras simpáticas para mama e pele suprajacente, com ação sobre vasos sanguíneos e função secretora das glândulas sudoríparas.

Função secretora da glândula mamária → controlada por hormônios ovarianos e hipofisários.

O segundo nervo intercostal dá origem ao nervo intercostobraquial (nervo sensitivo).

Drenagem Linfática

A disseminação metastática do câncer de mama ocorre principalmente por via linfática. Existe a via linfática para gânglios mamários internos que, à esquerda, drena para o ducto torácico principal, e à direita, para o conduto linfático direito. A chamada via contralateral drena para a axila oposta, e a inferior, para a bainha do músculo reto abdominal e plexo subperitoneal. Entretanto, a via principal de drenagem linfática das mamas é feita através dos grupos ganglionares linfáticos da axila (Tabela 1.1). Geralmente são definidos linfáticos axilares (Figura 1.3).O comprometimento ocorre em níveis progressivos de localização dos linfonodos relacionados ao musculo peitoral menor (Tabela 1.2).

Tabela 1.1 Grupos Ganglionares Linfáticos da Axila	
Grupo	**Linfonodos**
Grupo 1 Mamário anterior ou peitoral	Em torno de quatro a cinco gânglios localizados ao largo da borda inferior do músculo peitoral menor, em associação com os vasos torácicos externos
Grupo 2 Escapular ou posterior ou subescapular	Composto por seis a sete gânglios localizados ao largo da parede posterior da axila, junto à borda inferior da escápula em associação aos vasos subescapulares
Grupo 3 Veia axilar ou grupo externo	Está localizado por dentro e posteriormente à veia axilar, próximo ao tendão do músculo grande dorsal, sendo composto por um a seis gânglios. Eles recebem a maior parte da linfa que drena a parte superior da mama, à exceção dos gânglios linfáticos deltopeitorais (ou infraclaviculares). São considerados gânglios situados fora da axila que drenam o grupo subclavicular ou apical
Grupo 4 Grupo central	Composto por três a quatro gânglios volumosos imersos no tecido adiposo axilar, em geral, atrás do músculo peitoral menor. Daí a linfa é drenada diretamente para os linfáticos da cadeia subclavicular. Esse grupo é geralmente palpável devido à sua localização superficial

Grupo 5 Subclavicular ou apical	Consiste em seis a 12 gânglios localizados parte por trás da borda superior do peitoral menor e parte acima desta borda. Este grupo recebe linfa de todos os outros grupos de gânglios linfáticos axilares. Os vasos linfáticos eferentes, provenientes dos linfáticos subclaviculares, unem-se para formar o tronco subclávio
Grupo 6 Peitoral ou de Rotter	Consiste de um a quatro gânglios pequenos, localizados entre os músculos peitorais maior e menor, e associados aos ramos peitorais dos vasos toracoacromiais. Dirigem-se aos linfáticos centrais e subclaviculares

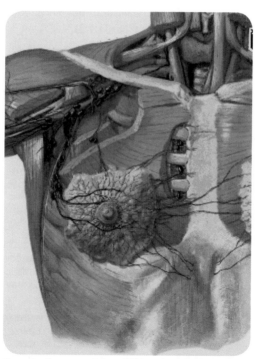

Figura 1.3 – Grupos ganglionares linfáticos da mama (Fonte: Netter).

Tabela 1.2	
Níveis de localização dos Linfonodos Axilares	
Níveis	**Linfonodos**
1	Localizados abaixo da borda lateral do peitoral menor
2	Localizados atrás do peitoral menor
3	Localizados acima do peitoral menor

Metástases – Vias de Disseminação

Via Linfática

Através da drenagem linfática que ocorre pelas quatro vias (axilar, mamária interna, mama contralateral e inferior), um êmbolo tumoral pode chegar ao coração e posteriormente se aninhar no leito capilar pulmonar, dando origem a uma metástase.

Via Venosa

Plexo venoso vertebral (plexo de Batson). Este plexo circunda as vértebras e estende-se da base do crânio até o osso sacro. As veias intercostais se comunicam diretamente com este plexo, que é avalvulado, permitindo que o sangue circule em ambas as direções, facilitando que êmbolos tumorais alcancem os corpos vertebrais, costelas e sistema nervoso central. Essa via explica as frequentes metástases do câncer de mama nas vértebras, no crânio, nos ossos da pelve e sistema nervoso central, na ausência de metástase pulmonar (Figura 1.4).

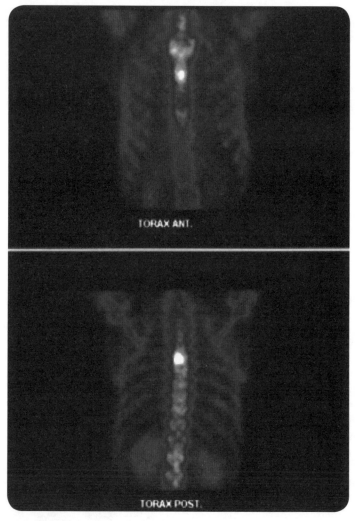

FIGURA 1.4. Metástases ósseas à cintilografia – via plexo de Batson.

Capítulo 2

Exame Clínico

■ Washington Cançado de Amorim

Com o objetivo de detectar as alterações mamárias, sejam elas benignas ou malignas, deve-se proceder à avaliação das mamas anualmente, a partir dos 25 anos (a recomendação do INCA a partir de 40 anos em toda consulta clínica) pelo mastologista; e estimular o autoexame, realizado mensalmente no 7º dia do ciclo menstrual ou em um determinado dia fixo no mês, nas mulheres pós-menopausadas. A utilização de exames complementares, como mamografia, ultrassom ou ressonância magnética será definida de acordo com a idade da mulher e os achados clínicos.

Exame Físico das Mamas

A anamnese cuidadosa é a primeira etapa para a realização do exame clínico da mama (ECM). A paciente deve estar despida acima da cintura, e o exame é feito tanto na posição sentada quanto na posição supina. Inicia-se com a inspeção estática, na qual é fundamental a comparação de ambas as mamas. A seguir, deve-se solicitar à paciente para que levante os braços e, posteriormente, contraia os músculos peitorais, o que constitui a inspeção dinâmica da mama. As retrações podem significar extensão direta ou fibrose, em se tratando de tumores superficiais; e envolvimento dos ligamentos de Cooper, no caso das neoplasias profundas.

Em seguida, procede-se a palpação linfonodal, em que são examinadas as regiões supraclaviculares, infraclaviculares, para-esternais e axilares. Durante o exame axilar, obtêm-se melhores resultados quando ocorre um relaxamento adequado dos múscu-los peitorais, posicionando-se o braço ipsolateral da paciente em ângulo de 45°, apoiado pelo antebraço do examinador. A palpação da mama constitui o tempo mais importante do ECM, sendo fun-damental a sistematização dessa etapa para que todo o tecido ma-mário seja examinado. Ao se constatar a presença de um nódulo, deve-se avaliar a sua localização, tamanho, mobilidade, forma e consistência. O exame termina com a espremedura papilar que, sendo positiva, deve-se proceder à avaliação de sua cor, uni ou bilateralidade e número de ductos acometidos (Figura 2.1).

O ECM pode diagnosticar tumores não detectados pelo pa-ciente ou outros métodos de rastreamento. No entanto, a sua utili-zação de forma isolada para identificar um carcinoma é limitada, pois as características clínicas das massas benignas e malignas não são absolutas. As massas suspeitas costumam ser duras ou resistentes, com bordas indistintas e irregulares, além de pode-rem estar aderidas à pele ou à fáscia profunda. De outra maneira, as massas com características benignas são móveis, com bordas bem delimitadas. A utilização do ECM apenas para o diagnóstico de malignidade tem uma sensibilidade de 60 a 85%, com taxas inferiores em pacientes jovens, cujas mamas são mais densas.

Autoexame das Mamas

O autoexame da mama (AEM) é preconizado como uma forma de rastreamento, objetivando um diagnóstico precoce que gera, consequentemente, um decréscimo na mortalidade. Estudos ran-

GUIA DE BOLSO DE MASTOLOGIA 17

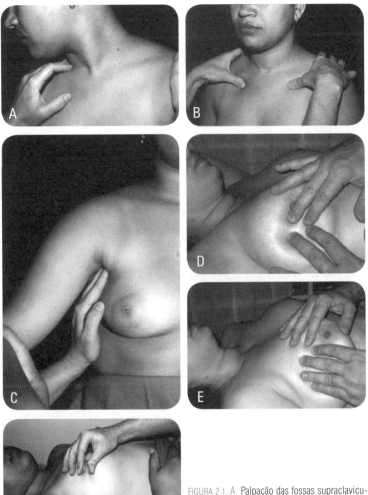

FIGURA 2.1. A. Palpação das fossas supraclaviculares. B. Palpação das fossas infraclaviculares. C. Palpação axilar. D e E. Palpação da mama. F. Espremedura mamilar.

domizados avaliaram a relação do AEM com a mortalidade. A taxa de diagnóstico precoce (tumores iguais ou menores que 2 cm) pode passar de 40 para 68%. O estímulo ao AEM contribui para aumentar a taxa de diagnósticos em estádios precoce e diminuir a taxa de mortalidade. O AEM detecta tumores iguais ou maiores que 1 cm a custo zero. Considerando-se que, no Brasil, em torno de 70% dos diagnósticos de câncer de mama são realizados nos estádios III e IV com tumores maiores que 2 cm, com uma queda importante na sobrevida, o AEM permite diagnósticos e tratamentos precoces, com inegável aumento na qualidade de vida. Outro fator importante é que tais medidas podem ser estimuladas por todos os profissionais da equipe de saúde.

Preconiza-se o início precoce de sua prática em torno dos 25 anos, visando à maior familiarização com o método, devendo ser realizado mensalmente, preferencialmente na semana seguinte à menstruação. É importante ressaltar que o AEM é método complementar ao exame clínico e à mamografia, não devendo ser utilizado de forma isolada. Esquema para a realização do AEM (GEMA/HC/FM/UFMG) é descrito a seguir.

Durante o Banho

- Com as mamas ensaboadas, deslize as mãos sobre as mamas. Com os dedos unidos, use a mão direita para apalpar a mama esquerda e a mão esquerda para a direita. Procure caroços, alterações de consistência, secreções ou saliências.

Em Frente ao Espelho

- Observe: tamanho, posição, forma da pele, aréola e do mamilo. Faça o mesmo com os braços levantados e mantidos atrás da cabeça. Gire o corpo lentamente para a esquerda e para a direita, observando qualquer alteração.

- Com o braço direito levantado, palpe sua mama direita com a mão esquerda e, depois, inverta a posição, com o braço esquerdo levantado palpe sua mama esquerda com a mão direita (Figura 2.2).

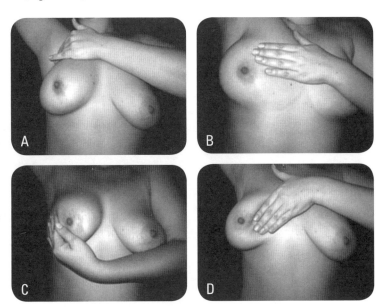

FIGURA 2.2. Sequência de palpação da mama no autoexame.

Deitada

- Coloque uma toalha dobrada sob o ombro direito para examinar a mama direita. Inverta o procedimento para examinar o outro lado. Apalpe toda a mama através de suave pressão sobre a pele, com movimentos circulares.
- Apalpe a metade externa da mama que, em geral, é mais consistente.

- Apalpe, agora, as axilas. Aperte o mamilo entre os dedos polegar e indicador, observe a presença de sangue, leite ou pus.
- Em caso de dúvida, ou na presença de qualquer anormalidade, procure imediatamente o médico.
- Caso perceba alguma alteração
- Não se assuste: a maioria das alterações é benigna.

Capítulo 3

Mamas e Gravidez

■ Antônio Carlos Vieira Cabral

■ Patrícia Teixeira

As mamas estão sob influência hormonal gravídica e apresentam mudanças logo que se instala a amenorreia. Nessa fase, elas são extremamente sensíveis, queixa frequente das gestantes. Em torno de 10 semanas de gestação esses sintomas praticamente desaparecem. As mamas crescem rapidamente, como um todo (estroma e sistema ducto-alveolar), podendo levar ao aparecimento de estrias violáceas nos quadrantes externos mamários. A progesterona age intensamente sobre o sistema alveolar e os estrogênios, sobre o sistema de ductos. Outros hormônios, como o lactogênio placentário, o hormônio de crescimento, a insulina e o cortisol, atuam sobre a mama, potencializando seu crescimento. É a fase de mamogênese, ou seja, da preparação da mama para a lactação. Pode haver secreção mamária, colostro, a partir da 20ª semana. A produção de leite está inibida durante a gravidez por bloqueio de receptores locais à ação da prolactina, principalmente pelos estrogênios e progesterona. A vascularização aumentada das mamas pode ser vista sob a pele, formando a característica rede venosa de Haller.

O mamilo aumenta de tamanho, pigmenta-se e aparece em torno da aréola existente, uma pigmentação difusa e de limites imprecisos, denominada aréola secundária (Figura 3.1). As glândulas sebáceas nessa região se hipertrofiam e passam a ser denominadas de tubérculos de Montgomery.

O colostro, presente já no último trimestre da gestação, é a fonte de alimento do recém-nascido nos primeiros dias após o parto. Rico em proteínas e, principalmente, em imunoglobulina A, é fundamental para o recém-nascido não só pelo aspecto nutricional,

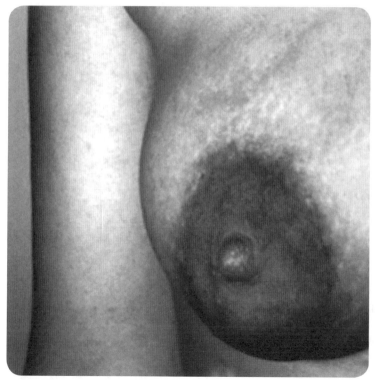

FIGURA 3.1. Aréola secundária da gravidez.

mas também pela imunização passiva que promove. Além disso, ele ajuda na eliminação do mecônio, através de sua ação laxante.

Depois do 3º ou 4º dia pós-parto ocorre o fenômeno conhecido como apojadura. Nesta fase é comum a ocorrência de congestão venosa mamária com ingurgitamento, hiperemia e, às vezes, dor mamária. Essa fase dura em média 48 horas e resolve-se espontaneamente. Recomenda-se, nesse período, o uso de compressas de gelo ou de água gelada, com o objetivo de reduzir o fluxo sanguíneo, a não manipulação das mamas pelo risco de traumas intraglandulares e derrame papilar sanguinolento ou serossanguinolento.

A apojadura é devida ao aumento acentuado dos níveis de prolactina, promovido pela queda abrupta dos níveis circulantes da progesterona, decorrente da dequitação placentária. Após a fase inicial, a estimulação hipofisária, responsável pela produção da prolactina em níveis mais baixos e a eliminação do leite que manterá o aleitamento é o estímulo do mamilo pelo recém-nascido. Daí a extrema importância de estimular precocemente o início da amamentação. O estímulo local do mamilo é conduzido por via nervosa ao hipotálamo, com consequente bloqueio do fator de inibição da prolactina (PIF). A hipófise anterior libera então a prolactina que, atuando nas células acinares da glândula mamária, produz o leite. Além disso, o estímulo de sucção do mamilo promove a liberação de ocitocina pela neuro-hipófise, favorecendo a ejeção do leite.

Após 2 semanas ou mais de estabelecido o aleitamento materno, pode ocorrer um quadro muito semelhante em sintomas pela lactante. A causa, no entanto, é totalmente distinta; trata-se do ingurgitamento mamário, que também apresenta aumento volumétrico e ponderal das mamas e dor intensa. É devido à desproporção entre o leite produzido e o consumido pelo recém-nascido. Associa-se a papilas mal preparadas durante a gestação e que apresentam algum grau de inversão, ou mesmo papilas planas.

Nessa situação a abordagem terapêutica será a orientação para a realização de exercícios com o objetivo de promover a extrusão das papilas. O uso de bicos de silicone adaptados à aréola, ou uso de ocitocina nasal para aumento da ejeção láctea pelos ácinos glandulares, são recomendados. Durante a fase aguda e doloro-sa do ingurgitamento mamário poderá ocorrer alívio dos sintomas com a extração manual do leite retido. O uso de bombas de sucção tem sido questionado pela capacidade que possuem de lesar a glândula mamária em sua integridade tecidual.

Os cuidados que devem ser tomados pela puérpera neste período de aleitamento se restringem à manutenção das mamas secas e limpas, boa postura corporal para aleitar o neonato, motivação e estímulo psicológico para atender às requisições nutritivas do ne-onato. Mamas úmidas e sem cuidados adequados de assepsia po-dem resultar em quadro de aleitamento patológico, entre os quais a fissura areolar e mastite puerperal.

Hipogalactia e Hipergalactia

Embora exista muita ansiedade por parte das mulheres em re-lação ao volume de leite produzido ser suficiente para amamentar seu filho, a ocorrência de produção insuficiente de leite materno é extremamente rara. Diante dessa situação, é importante que a intervenção do profissional de saúde tranquilize a puérpera, orien-tando-a adequadamente. É válido também nestas situações rever a técnica de aleitamento e estimular uma dieta adequada com in-gestão satisfatória de líquidos.

O estímulo fundamental para produção do leite no puerpério é a sucção do mamilo pelo recém-nascido.

Em casos excepcionais pode ser avaliada a necessidade de suporte medicamentoso, como o uso de ocitócico na forma de *spray* para auxiliar a ejeção láctea (contração dos ácinos), bromoprida ou metoclopramida (para estímulo à produção da dopamina e da prolactina). Algumas mulheres possuem glândulas mamárias com capacidade de produzirem leite em volume superior ao consumo de seus neonatos. Estabelece-se um quadro de acúmulo lácteo ao término de cada mamada, caracterizando um quadro de hipergalactia. O cuidado a ser tomado é esvaziar manualmente as mamas após as mamadas, evitando-se a manutenção de leite em estase dentro da glândula mamária. A estase aumenta o risco de mastite por contaminação retrógrada a partir dos mamilos. Pode-se recomendar a estas puérperas a doação de leite.

Suspensão do Aleitamento

Trata-se de situação esporádica, associada à natimortalidade ou à perda nas fases iniciais do período neonatal. Nessa situação está indicada a suspensão do aleitamento, que será obtida pelas medidas de compressão da glândula mamária, redução da ingestão líquida diária e uso de fármacos (carbegolina – dois comprimidos de 0,5 mg em dose única).

Fissuras Areolares

Em algumas situações de trauma intenso sobre os mamilos (neonatos gemelares) e/ou descuido na manutenção das mamas limpas e secas, pode ocorrer o aparecimento de lesão dérmica e subdérmica da aréola mamária. Esta lesão denomina-se fissura e pode atingir até a papila mamária. O quadro é doloroso, com sangramento abundante no momento da sucção, e desta forma o recém-nascido poderá ingerir sangue misturado ao leite.

O tratamento será realizado por medidas de manutenção da assepsia, manutenção de mamas secas e hidratadas e uso de substâncias estimulantes da epitelização da área traumatizada. O uso de lanolina tópica é capaz de promover esta restauração da pele. Ocasionalmente, deve-se recorrer à aplicação de produtos à base dc vitaminas Λ e D. Λs fissuras constituem a principal causa de mastite puerperal devido à penetração das bactérias da orofaringe do recém-nascido no parênquima mamário, por via canalicular.

Mastite Puerperal

Infecção mamária adquirida devido à estase láctea. Caracteriza-se por eritema, edema, rubor e intensa dor associados a febre elevada, mal-estar geral, cefaleia. Ao exame encontram-se: hiperemia, congestão e diminuição importante da saída do leite. Em geral, os sintomas surgem a partir da 2ª semana após o parto. Pode evoluir para a formação de abscessos mamários. O agente causal mais comumente isolado é o *Staphylococcus aureus,* que é encontrado na cavidade oral do recém-nascido. A contaminação é por via ascendente, acometendo vários ductos e resultando em infecções de vários segmentos da mama. A evolução do processo leva à formação de abscesso, com risco de formação de fístulas mamárias.

> Não há indicação para a interrupção da amamentação.

Nos casos iniciais, pode ser proposto apenas o tratamento sintomático com analgésicos e esvaziamento mamário constante, para evitar a estase láctea. Quando não ocorre resposta clínica ou a sintomatologia é mais intensa, poderá ser introduzida antibioticoterapia. Utiliza-se a cefalosporina (cefalexina ou cefadroxil – 500 mg, via oral, 6/6 horas) por 7 dias ou eritromicina (estearato), 500 mg, via oral de 6/6 horas nos caso de alergia à penicilina e derivados.

Não há indicação do uso de calor local pelo risco de queimaduras da pele, devido o risco de queimaduras graves. Naqueles casos em que já houve a formação do abscesso, impõe-se a drenagem cirúrgica com o cuidado de alcançar todas as lojas, que pode ser realizada da forma clássica ou por meio de punção guiada pela ultrassonografia, sob anestesia geral.

Capítulo 4

Propedêutica Mamária por Imagem

■ Washington Cançado de Amorim
■ Henrique Lima Couto
■ Leandro Cruz Ramires da Silva

Compreende o estudo da mama através de três métodos utilizados na prática clínica: mamografia (MMG), ultrassom (US) e ressonância nuclear magnética (RNM). São utilizados em três situações básicas:

1. rastreamento;
2. diagnóstico;
3. propedêutica invasiva radioguiada, ecoguiada ou guiada por RNM.

Em relação aos achados imaginológicos, podemos dividi-los em dois grupos básicos:

1. morfológico (avalia a forma do achado imaginológico);
2. funcional ou metabólico (avalia a vascularização e/ou o metabolismo das lesões).

Mamografia

Exame de imagem mais frequentemente realizado com fins de rastreamento e de diagnóstico, cuja técnica pode ser tanto pelo método analógico ou digital. Basicamente avalia a morfologia das lesões e é minimamente realizada em duas incidências:

1. craniocaudal (CC);
2. mediolateral oblíqua (MLO).

Quando necessário, podem ser utilizadas incidências e técnicas adicionais. A mamografia digital tem uma sensibilidade aumentada em relação à analógica (70% *vs.* 51%; $p = 0,02$) em pacientes com menos de 50 anos, na pré ou perimenopausa, com mamas densas ou heterogeneamente densas. Não há diferença em relação à especificidade, número de repetições do exame.

Indicações

- Diagnóstico de lesões e alterações clínicas benignas.
- Rastreamento do câncer de mama.
- Diagnóstico de lesões e alterações clínicas malignas unifocais, multifocais (múltiplas lesões em um único quadrante), multicêntricas (múltiplas lesões em mais de um quadrante).
- Pesquisa de tumor primário em pacientes com metástases sistêmicas de tumor primário desconhecido.
- Propedêutica invasiva radioguiada (estereotaxia).
- Diagnóstico de recidivas locais pós-tratamento conservador do câncer de mama.

Técnicas Adicionais e Suas Indicações

- Ampliação ou magnificação (aumento de 1,5 a 2,0 vezes para avaliação de microcalcificações e nódulos com margens microlobuladas).
- Compressão localizada (avaliação de sobreposição de imagens).

Incidências Adicionais e Suas Indicações

- Incidência de clivagem (especial para tecidos mediais).
- Craniocaudal exagerada (especial para tecidos laterais).
- Cauda axilar ou Cleópatra (para o prolongamento axilar).
- *Eklund* (especial para portadoras de próteses ou implantes).
- Incidências roladas (avaliação de sobreposição de estruturas).

Roteiro para Avaliação e Interpretação Mamográfica

- Atenção para a indicação do exame (rastreamento x diagnóstico).
- Anamnese completa (idade, passado de cirurgia, história familiar, uso de terapia hormonal, história clínica e pregressa).
- Observar se o exame foi realizado com um posicionamento adequado e se está de boa qualidade.
- Mamografia em espelho (como se a paciente estivesse de frente para o examinador).
- Sala com baixa iluminação e negatoscópio com no mínimo 2.000 nits de brilho. Ideal 3.500 nits.
- Comparação das mamas em espelho com atenção para achados sem simetria ou correspondência contralateral.
- Rastreamento de toda a mama com uma lupa à procura de microcalcificações (MCF).
- Avaliar as MCF quanto ao número, tamanho, forma e distribuição.
- Frente uma anormalidade, certificar, se necessário com incidências adicionais, se realmente se trata de uma anormalidade tridimensional. Anormalidades verdadeiras são vistas nas duas incidências.
- Avaliar as lesões-nódulos quanto a forma, margem, tamanho, atenuações do Rx, efeitos nas estruturas vizinhas.

SÉRIE GUIAS DE BOLSO EM GINECOLOGIA E OBSTETRÍCIA

- Confirmar a localização da lesão (uma intervenção só é possível com a localização correta da lesão).
- Comparar com exame prévio, se disponível.
- Classificar (benigno, provavelmente benigno ou suspeito).
- Manejo (indicar acompanhamento ou procedimento invasivo).

Posicionamento Mamográfico: Critérios de Qualidade

- Incidência Mediolateral Oblíqua (MLO)
  - Visualização do músculo peitoral até, no mínimo, uma linha que sai do mamilo em direção à parte posterior do filme em um ângulo de 45°.
  - Mamilo perfilado em relação ao filme e à mama.
  - Visualização das estruturas adjacentes ao grande peitoral.
  - Sulco inframamário visível inferiormente.
- Incidência Craniocaudal (CC)
  - Incluir todo o corpo mamário, contando com a gordura retromamária.
  - Bom balanceamento na inclusão dos quadrantes medial e lateral.
  - A distância entre o mamilo e a parte posterior do filme não deve ser menor que 1 cm a menos que a distância entre o mamilo e o peitoral, numa linha em 45° na incidência MLO. Isso garante que os tecidos profundos, gordura retromamária, estão sendo suficientemente visibilizados.
- Orientações quanto à Localização das Lesões
  - Lesões laterais descem no perfil absoluto quando comparadas com a MLO.
  - Lesões mediais sobem no perfil absoluto quando comparadas com a MLO.
  - Lesões centrais permanecem inalteradas.

Ultrassonografia (US)

Exame basicamente diagnóstico que deve ser realizado, na maioria das vezes, orientado pela mamografia, salvo em casos especiais, como pacientes jovens ou gestantes. É técnica que apresenta elevado índice de falso-positivo, principalmente nos casos de alterações mamográficas não palpáveis. A US não deve ser utilizada como rastreamento de rotina, mesmo em pacientes com mamas densas.

Um exame mamográfico bem feito e completo diminui consideravelmente o falso-positivo, além de melhorar muito a concordância mamográfica, ecográfica e patológica.

Principal Causa de Falso-Positivo

- Ilhotas de gordura que muitas vezes apresentam formas e aspectos muito semelhantes aos nódulos.

Em Caso de Dúvida

- Lembre-se que os nódulos verdadeiros aparecem em vários cortes ecográficos e não se alongam com a mudança do corte.

Indicações

- Avaliação de alterações mamográficas.
- Avaliação de alterações clínicas.
- Diferenciação entre nódulos sólidos ou císticos.
- Avaliação de pacientes jovens (abaixo dos 30 anos).
- Avaliação inicial de grávidas com alterações clínicas.
- Guiar procedimentos invasivos.

O exame de ultrassom é excelente método para avaliação de nódulos e sua diferenciação em sólidos ou císticos. Quando a lesão é vista por US, constitui o método de escolha para guiar procedimentos invasivos. Esse método não está indicado para avaliação de microcalcificações, sendo sua contribuição nessa situação restrita às microcalcificações associadas a nódulos.

Ressonância Nuclear Magnética (RNM)

A RNM de mama é exame que avalia tanto a morfologia das lesões quanto o seu metabolismo. São realizados dois estudos:

- Estático e morfológico das lesões.
- Dinâmico e metabólico das lesões.

Por meio de injeção de contraste paramagnético, o gadolínio, avalia-se a velocidade de captação e lavagem do contraste a partir de uma curva de realce. A RNM é exame diagnóstico, reservado para condições especiais, em que a mamografia e/ou US são insuficientes. A RNM, em associação com a mamografia, pode ser utilizada como rastreamento em pacientes de alto risco. O diagnóstico de lesões mamárias pela RNM está relacionado ao tipo de curva de realce de contraste:

- *Tipo I:* realce contínuo e persistente, lesões tipicamente benignas.
- *Tipo II:* realce em platô, lesões suspeitas.
- *Tipo III:* realce em lavagem do contraste tipo *washout*, lesões tipicamente malignas.

Indicações

- Método de escolha para avaliação de próteses.
- Complementação de casos inconclusivos à mamografia e US.

- Avaliação de multifocalidade.
- Avaliação de multicentricidade.
- Avaliação de bilateralidade.
- Programação cirúrgica.
- Diagnóstico do carcinoma oculto de mama (adenopatia axilar sem alterações clínicas mamárias e com mamografia negativa).
- Diagnóstico entre alteração pós-tratamento cirúrgico conservador do câncer de mama e recidiva.

Situações que Interferem com o Estudo Dinâmico da RNM

- Ciclo menstrual.
- Pós-operatório.

A RNM das mamas deve ser realizada preferencialmente na 2ª semana do ciclo menstrual ou com 18 meses de pós-operatório.

BI-RADS® (*Breast Imaging Reporting and Data System*)

Trata-se de um conjunto de recomendações com o objetivo de padronizar os laudos de mamografia. É o Sistema de Relatório e Armazenamento de Dados do Colégio Americano de Radiologia.

Objetivos

- Padronizar a nomenclatura.
- Facilitar a troca de informações entre clínicos e radiologistas.
- Propor condutas.
- Facilitar a troca de dados para pesquisas clínicas.
- Manter o controle de qualidade.

BI-RADS Mamografia (MMG)

MMG Categoria	Achado Radiológico/Orientação Clínica
BI-RADS 0 Necessário exame imaginológico adicional	• Necessidade de avaliação adicional de imagem através da ampliação e/ou compressão localizada, US mamária, RNM • A mamografia anterior é útil para comparação
BI-RADS 1 Exame negativo, mamografia normal	• Mamografia sem qualquer alteração • Não são detectadas massas, distorção da arquitetura ou microcalcificações suspeitas
BI-RADS 2 Achados benignos	• O exame evidencia alterações radiológicas compatíveis com lesões benignas (linfonodo intramamário, cistos, fibroadenomas calcificados, calcificações vasculares, lipomas, galactoceles, hamartomas, implantes de silicone etc.)
BI-RADS 3 Achados provavelmente benignos, indica seguimento em curto intervalo	• Exame evidencia alterações provavelmente benignas com um risco de malignidade inferior a 2% • Nódulo sólido circunscrito não calcificado, assimetria focal e agrupamento de microcalcificações regulares são os achados mais importantes • As alterações mantendo-se estáveis num acompanhamento semestral por até 2 anos, modificam a categoria para a 2.
BI-RADS 4 Anormalidades suspeitas	• Achados sem aparência evidente de malignidade, mas com alta probabilidade • Nódulos parcialmente definidos com contornos irregulares em até 75% da superfície, microcalcificações agrupadas levemente heterogêneas, microcalcificações agrupadas pleomórficas associadas a densidade assimétrica ou distorção da arquitetura • É necessária biópsia para confirmação diagnóstica (é subdivida em 4A – baixa probabilidade de malignidade, 4B – média probabilidade e 4C – elevada probabilidade).
BI-RADS 5 Altamente sugestivo de malignidade	• Radiologicamente compatível com malignidade em ≥ 95% • Nódulos espiculados, microcalcificações agrupadas lineares ramificantes e/ou segmentares, nódulos irregulares associados a microcalcificações agrupadas e heterogêneas • Determina abordagem cirúrgica (Figura 4.1).
BI-RADS 6 Com biópsia prévia de câncer de mama	• Imagem sabidamente conhecida como maligna devido à biópsia prévia (p. ex., exame realizado após quimioterapia neoadjuvante para avaliar resposta ao tratamento)

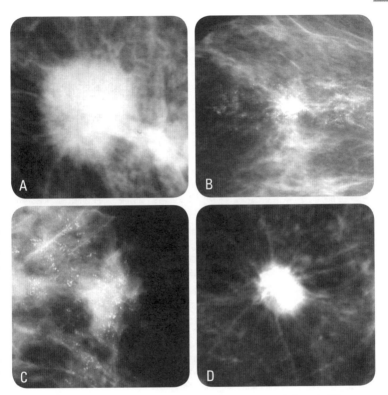

FIGURA 4.1. Imagens BI-RADS 5. A e D. Nódulos espiculados. B e C. Densidades assimétricas associadas a microcalcificações agrupadas e heterogêneas.

BI-RADS Ultrassonografia Mamária (US) (Tabela 4.1)

Tabela 4.1 BI-RADS Ultrassonografia Mamária (US)	
US Categoria	**Achado Ultrassonográfico**
BI-RADS 0 Exame inconclusivo	• Achados que não podem diferenciar uma cicatriz de uma recidiva local, por exemplo
BI-RADS 1 Exame negativo, US normal	• Sem qualquer alteração ultrassonográfica detectável
BI-RADS 2 Achados benignos	• Cistos simples, fibroadenomas, linfonodos intramamários, próteses, alterações pós-cirúrgicas estáveis em relação a exames anteriores são os achados mais comuns
BI-RADS 3 Achados provavelmente benignos	• Massa sólida com margens circunscritas, de forma oval e orientação horizontal, muito provavelmente se trata de fibroadenoma • O risco de malignidade deve ser inferior a 2% • Os cistos complicados e microcistos agrupados também podem ser colocados nessa categoria
BI-RADS 4 Anormalidades suspeitas	• Achados sem aparência evidente de malignidade, mas com alta probabilidade • Nódulos parcialmente definidos com contornos irregulares ou sem características ultrassonográficas de fibroadenoma, por exemplo • É necessária biópsia para confirmação diagnóstica (pode ser subdivida em 4A – baixa probabilidade de malignidade, 4B – média probabilidade e 4C – elevada probabilidade)
BI-RADS 5 Altamente sugestivo de malignidade	• Ultrassonograficamente compatível com malignidade em $\geq$ 95% • Nódulos sólidos ou mistos geralmente hipoecoicos, heterogêneos, de limites irregulares, às vezes com halo ecogênico (reação desmoplásica) circundando a lesão e presença de sombra acústica • O sinal do Doppler (aumento de vascularização) é positivo em 85% destas lesões.
BI-RADS 6 Com biópsia prévia de câncer de mama	• Imagem sabidamente conhecida como maligna devido à biópsia prévia • Útil na pesquisa de multicentricidade e multifocalidade.

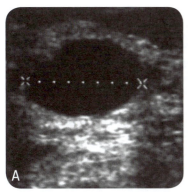 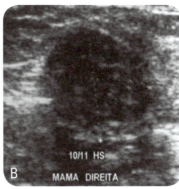

FIGURA 4.2. A. US BI-RADS 2. B. US BI-RADS 5.

BI-RADS Ressonância Nuclear Magnética das Mamas (RNM)

US Categoria	Achado na RNM
BI-RADS 0 Exame inconclusivo	• Exame tecnicamente insatisfatório ou que a avaliação cinética de imagem não tenha sido feita
BI-RADS 1 Exame negativo, RNM normal	• Nenhuma alteração foi detectada durante o exame • Mamas normais
BI-RADS 2 Achados benignos	• Cistos simples, próteses ou implantes mamários, cicatriz cirúrgica antiga sem padrão de impregnação, lesões que contêm gordura como cisto oleoso, lipoma, galactocele e hematoma são os achados mais comuns
BI-RADS 3 Achados provavelmente benignos	• Nódulos com características morfológicas e cinéticas sugestivas de benignidade, focos de realce com características cinéticas de benignidade, realce linear com captação tipo I, múltiplas regiões de realce com captação tipo I e realce difuso são os achados mais comuns
BI-RADS 4 Anormalidades suspeitas	• Nódulos com características morfológicas que não se enquadram na CAT 3 ou com curvas de captação tipos II e III, focos de realce com curvas tipo II e III, área focal, realce ductal, realce segmentar independente das curvas de captação e lesões com curvas de captação tipos II e III

BI-RADS 5 Altamente sugestiva de malignidade	• Exame detecta lesões morfológicas e cinéticas características de malignidade
BI-RADS 6 Com biópsia prévia de câncer de mama	• Imagem sabidamente conhecida como maligna, devido à biópsia prévia • Útil na pesquisa de multicentricidade e multifocalidade.

Capítulo 5

Biópsias

■ Washington Cançado de Amorim
■ Leandro Cruz Ramires da Silva

As lesões mamárias palpáveis, suspeitas de malignidade, deverão sempre ser investigadas com mamografia, punção biópsia por agulha fina (PAAF), biópsia de fragmento com agulha (BFA) ou biópsia aberta. Os resultados de exames complementares negativos para malignidade não excluem a possibilidade de câncer frente a sinais clínicos suspeitos.

Nas lesões mamárias não palpáveis, deve-se proceder a avaliação criteriosa da mamografia atual e das anteriores, quando disponíveis. Estudos complementares, como compressão localizada, amplificação ou ultrassonografia mamária permitem analisar o grau de suspeição de malignidade, verificar a presença de multicentricidade e de cistos, reduzindo, assim, o número de biópsias desnecessárias.

As lesões pouco suspeitas são passíveis de acompanhamento (BI-RADS 3), enquanto lesões fortemente suspeitas (BI-RADS 4 e 5) requerem estudo histopatológico. Essa última conduta também é indicada na presença de lesões compatíveis com categoria 3 (BI-RADS 3), ou quando a paciente não tolerar a espera para a reavaliação mamográfica.

A biópsia do tumor mamário para diagnóstico histopatológico precede a qualquer intervenção cirúrgica radical, sendo realizada pré-operatoriamente e, nesse caso, o intervalo entre ela e a cirurgia não deverá ultrapassar 30 dias. Além do registro histopatológico, a biópsia permite a quantificação dos receptores de estrogênio, progesterona e de marcadores moleculares.

Diante do resultado citológico ou histopatológico obtido pela biópsia, procura-se avaliar a sua correlação com o grau de suspeição da imagem. Sugere-se acompanhamento radiológico semestral quando há concordância entre o resultado benigno e a baixa suspeição dos exames de imagem. Quando existir alta suspeição aos métodos de imagem, indica-se a biópsia aberta ou a repetição da BFA.

Punção Aspirativa por Agulha Fina (PAAF)

A biópsia baseia-se no estudo de células ou pequenos agrupamentos de células que são retirados da lesão por aspiração com agulha de pequeno calibre (25/7 ou 25/8), sendo indicada para cistos sintomáticos ou palpáveis, com tamanho superior a 2 cm (Figura 5.1). A presença de conteúdo hemorrágico torna obrigatório o estudo citológico. Em sua grande maioria, os esfregaços hemorrágicos estão relacionados à presença de câncer de mama. Os conteúdos esverdeados e amarelados estão relacionados a ectasia ductal, não havendo, portanto, indicação de estudo citológico.

A principal indicação da PAAF está na diferenciação entre nódulos sólidos benignos e malignos. A sensibilidade, especificidade e acurácia deste método são dependentes da técnica do profissional que colhe o material e do citopatologista que o interpreta, apresentando uma variabilidade de resultados falso-negativos de até 20% e falso-positivos de 0 a 1,3% ou mesmo de 0 a 11%. Os esfregaços com material insuficiente para o diagnóstico são muito

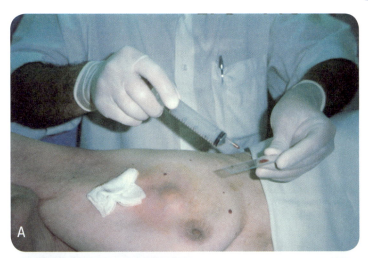

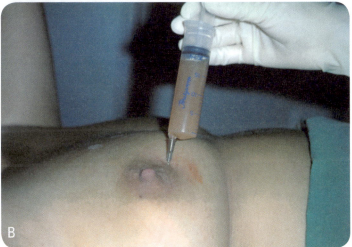

FIGURA 5.1. A. Depósito do material puncionado na lâmina para confecção do esfregaço. B. Punção aspirativa de cisto mamário.

SÉRIE GUIAS DE BOLSO EM GINECOLOGIA E OBSTETRÍCIA

frequentes (20 a 30%). As maiores dificuldades técnicas para a obtenção de um esfregaço de qualidade ocorrem quando as lesões não são palpáveis e à baixa celularidade.

Biópsia de Fragmento por Agulha (BFA) *Core Biopsy*

A biópsia por fragmento é superior à PAAF, quando executada com sistemas automatizados e guiada por métodos de imagem. Está indicada em lesões mamárias suspeitas de malignidade, palpáveis ou não palpáveis, diagnosticadas por recursos de imaginologia (BI-RADS 4 e 5).

Nos tumores palpáveis procede-se o exame fixando-se o tumor entre os dedos e seguindo os procedimentos previstos (Figura 5.2A). No caso de lesões não palpáveis ou dificilmente individualizadas, a punção deverá ser guiada por métodos de imagem (Figura 5.2B).

Na abordagem de nódulos visibilizados ao ultrassom, esse recurso é preferível à estereotaxia (mamografia) devido a vantagens como: dispensar a compressão da mama, permitir uma posição mais confortável para a paciente, ser de execução mais rápida e menos traumática, não necessitar do uso de radiação ionizante e menor custo.

Atualmente, dois dispositivos estão sendo mais comumente utilizados: o de disparo automático, com uso preferencial de agulhas calibre 14, e o dispositivo a vácuo (mamotomia) com agulha 11 e 14, que dispensa as várias reinserções com redução do tempo utilizado, permite amostras de melhor qualidade, a colocação de clipe metálico no sítio de biópsia. Entretanto, por ser maior e mais difícil no manuseio, é preferencialmente utilizada em procedimentos por estereotaxia e não em exames à mão livre, guiados por ultrassom.

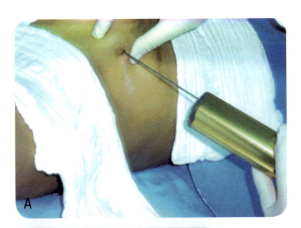

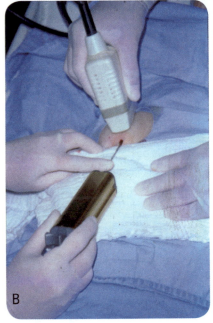

FIGURA 5.2. A. *Core biopsy* de nódulo palpável da mama. B. *Core biopsy* guiada por US.

Em comparação à biópsia aberta, são:

- Suas vantagens:
  - diagnóstico mais precoce;
  - menos traumática para o tecido mamário;
  - não acarreta cicatrizes ou alterações do parênquima;
  - menor número de complicações;
  - facilmente realizada em ambulatório, com menor tempo de recuperação e custos reduzidos;
  - dispensa a biópsia intraoperatória (congelação);
  - permite a ressecção de margens cirúrgicas livres na cirurgia conservadora e o planejamento terapêutico definitivo com a participação da paciente.
  - diagnóstico histopatológico com a classificação tumoral, o grau de invasão, dosagem de receptores hormonais e marcadores de prognóstico, oferecem a possibilidade de tratamento mais adequado, individualizado para cada paciente.

- Suas desvantagens:
  - a possibilidade de resultado falso-negativo (principal);
  - tem sido relatada a presença de células tumorais ao longo do trajeto da agulha, após a realização da biópsia de fragmento (BFA), embora a viabilidade de tais células não tenha sido ainda comprovada;
  - outro aspecto limitante do exame é que ele é capaz de confirmar a presença de carcinoma invasor, mas não pode excluir invasão, na presença de carcinoma ductal *in situ* e hiperplasia ductal atípica da mama.

Mamotomia

É ferramenta de diagnóstico utilizada sob orientação estereotáxica (mamografia) ou com ultrassom. Os fragmentos de tecido mamário são obtidos através de mecanismo de aspiração a vácuo conectado a uma agulha grossa. A agulha tem corte rotatório conectado à cânula que permite sucção do tecido para estudo anatomopatológico. A principal indicação para a utilização do método é a presença de microcalcificações agrupadas, suspeitas, não palpáveis sem nódulo e/ou densidade assimétrica, associados.

Biópsia Incisional (Aberta)

A biópsia incisional está indicada na impossibilidade da realização da biópsia de fragmento com agulha e na necessidade de obtenção de fragmento de pele mamária para estadiamento adequado em doença localmente avançada

Biópsia Excisional

A biópsia excisional é a retirada total da lesão que, além de diagnóstica, é na maioria das vezes, terapêutica.

- Indicações:
  - doença benigna da mama, para diagnóstico definitivo e tratamento (mais frequente);
  - biópsia intraoperatória (congelação) para os tumores presumivelmente malignos (suspeita clínica, radiológica e/ou citopatológica), permitindo a decisão quanto ao tratamento cirúrgico definitivo em um só tempo (quadrantectomia ou mastectomia);
  - na presença de cicatriz radial à mamografia, (lesões epiteliais complexas e carcinoma tubular em 20% dos casos);
  - após o resultado de carcinoma ductal *in situ* e hiperplasia ductal atípica, obtido pela BFA;
  - na presença de lesões sólidas suspeitas não palpáveis, menores que 7 mm, ou na presença de microcalcificações agru-

padas (BI-RADS 4 e 5), quando não estiver disponível sistema de biópsia de fragmento a vácuo.

Biópsias de Lesões Não Palpáveis

As lesões não palpáveis podem ser localizadas pela PAAF e BFA com auxilio de ultrassom ou mamografia. Caso seja importante a retirada de toda a lesão não palpável (microcalcificações agrupadas suspeitas e lesões nodulares menores que 7 mm), indica-se o ROLL (*Radioguided Occult Lesion Localization*) ou o agulhamento:

ROLL

A técnica consiste na injeção intratumoral, orientada por ultrassonografia ou por mamografia, de 0,2 mL de albumina coloidal marcada com 99 mTc e na utilização de sonda detectora de radiação gama *probe* para localização intraoperatória da lesão. É necessária a participação de equipe de medicina nuclear (Figura 5.3).

Num mesmo ato cirúrgico é possível localizar e remover a lesão não palpável pela técnica ROLL, e enviar o material para exame peroperatório (congelação). Caso o diagnóstico seja de um carcinoma invasor da mama, é possível localizar e remover o linfonodo-sentinela no mesmo ato cirúrgico com auxilio do gama *probe.* Estes procedimentos combinados são conhecidos como SNOLL (*Sentinel Node and Ocult Lesion Localization*).

Agulhamento

- Fio metálico colocado próximo à lesão, através de uma agulha guiada por mamografia (com ou sem estereotaxia) ou ultrassonografia no pré-operatório.
- Radiografia da peça para confirmar a retirada da lesão (Figura 5.5).

GUIA DE BOLSO DE MASTOLOGIA 49

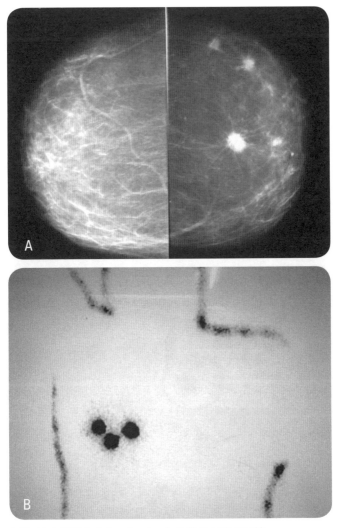

FIGURA 5.3. A. **Múltiplas lesões não palpáveis.** B. **Cintilografia mamária.**

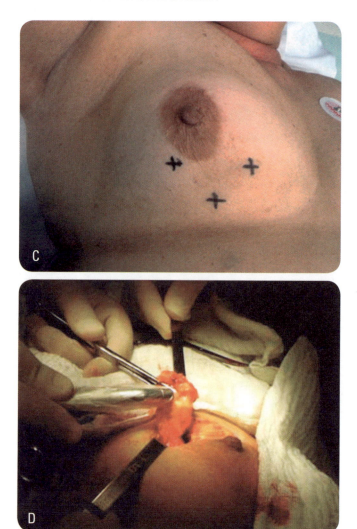

Figura 5.3. C. Marcação sobre a pele. D. Localização de lesão como o gama probe.

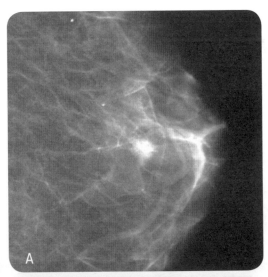
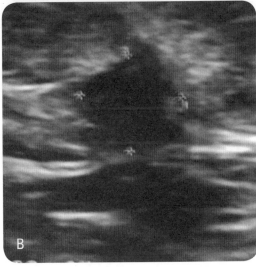

FIGURA 5.4. A. Lesão não palpável (BI-RADS 4). B. Lesão à ultrassonografia (BI-RADS 4).

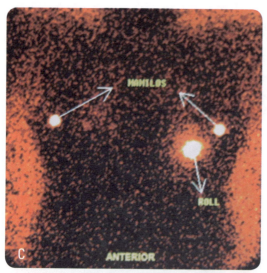
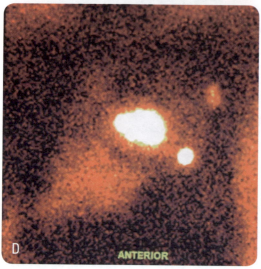

FIGURA 5.4. C. Cintilografia da lesão. D. Cintilografia da lesão, material injetado periareolar e linfonodo-sentinela.

GUIA DE BOLSO DE MASTOLOGIA 53

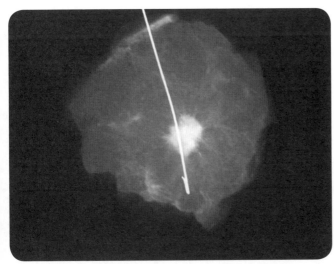

FIGURA 5.5. Radiografia da peça cirúrgica.

Capítulo 6

Ginecomastia

■ Washington Cançado de Amorim
■ Leandro Cruz Ramires da Silva

Definição

Ginecomastia é o aumento de volume da glândula mamária no homem, uni ou bilateralmente, que ocorre na infância, puberdade e senilidade.

■ *Recém-nascidos:* estima-se que em até 90% dos recém-nascidos observa-se presença de massa mamária palpável transitória devido ao estímulo dos hormônios maternos, massa esta que desaparece gradualmente até 3 semanas de vida extrauterina.

■ *Puberdade:* a incidência varia de 30 a 60%, iniciando seu crescimento na idade de 12 a 15 anos. Com uma involução completa aos 16-17 anos.

■ *Senililidade:* a ginecomastia ocorre mais frequentemente entre os 50 e 70 anos e na maioria das vezes é unilateral. Nesta faixa etária é mandatório o diagnóstico diferencial com carcinoma. Poderá haver regressão em 12 meses. Pacientes em tratamento para câncer de próstata que inclui orquiectomia podem desenvolver ginecomastia (Figura 6.1).

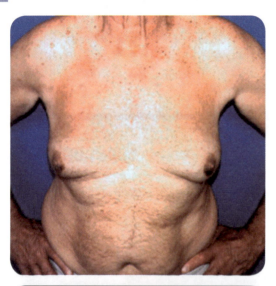

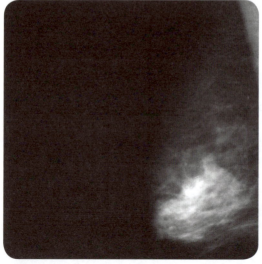

FIGURA 6.1. A. Ginecomastia. B. Mamografia.

Manifestações Clínicas

Dor à palpação mamária, se presente, regride espontaneamente ao longo de um período de 12 a 24 meses. Crescimento mamário uni ou bilateral, progressivo. Em 25% dos casos é unilateral. Quanto ao tamanho (Tabela 6.1):

Tabela 6.1 Classificação das Ginecomastias	
Grau	**Classificação de Simon**
I	Pequena, sem excesso de pele.
II a	Moderada, sem excesso de pele.
II b	Moderada, com excesso de pele.
III	Grande, com excesso pronunciado de pele, mama pendular.

Fisiopatologia

A causa não é conhecida (tabela 6.2), mas é provável que esteja relacionada com o acúmulo de tecido adiposo, que é responsável pela transformação periférica dos androgênios em estrogênios. Os estrogênios estimulam o crescimento e a hiperplasia dos ductos, com um incremento da vascularização e proliferação periductal dos fibroblastos. Desenvolvimento acinar não é verificado em homens, pelo fato de requerer a presença de progesterona em concentrações encontradas na fase lútea da mulher.

Tabela 6.2 Prevalência das Causas das Ginecomastias			
25%	Puberal	3%	Tumores testiculares
25%	Idiopática	2%	Hipogonadismo secundário
15%	Induzida por drogas	1%	Hipertireoidismo
8%	Cirrose ou desnutrição	1%	Causas renais
8%	Hipogonadismo primário	12%	Outras causas

Estados de Excesso de Estrogênio

A secreção aumentada de estrogênio pode ter origem no testículo e manifesta-se como secreção aumentada pelos órgãos endócrinos. Disponibilidade aumentada de substrato para conversão periférica em estrogênio: atividade aumentada de aromatase dentro dos tecidos periféricos na presença de concentrações normais de substrato.

- Origem gonadal.
- Hemarfroditismo verdadeiro.
- Neoplasias testiculares do estroma da gônada.
- Células de Leyding.
- Células de Sertoli.
- Granulosa-teca.
- Tumor de células germinais.
- Coriocarcinoma.
- Seminoma, teratoma.
- Carcinoma embrionário.
- Tumores não testiculares.
- Pele-nevo.
- Neoplasmas córtico-suprarrenais.
- Carcinoma pulmonar.
- Carcinoma hepatocelular.
- Distúrbios endócrinos.
- Cirrose não alcoólica e alcoólica.
- Desnutrição.

Estados de Deficiência de Androgênio

Envelhecimento, estados hipoandrogênicos (hipogonadismo):

- insuficiência testicular primária;
- síndrome de Klinefelter (XXY);
- síndrome de Reifenstein (XY);

- ginecomastia familiar de Rosewater, Gwinup, Hamwi (XY);
- síndrome de Kallmann;
- doença de Kennedy com ginecomastia associada;
- homens eunucoides (anorquidia congênita);
- defeitos hereditários da biossíntese de androgênios;
- deficiência de ACTH;
- insuficiência testicular secundária;
- traumatismo;
- orquite;
- criptorquidia;
- irradiação;
- hidrocele;
- varicocele;
- espermatocele;
- iunsuficiência renal.

Ginecomastia Associada a Medicamentos

Substâncias com atividade estrogênica ou relacionadas com o estrogênio:

- Esteroides anabolizantes:
  - heroína e maconha induzem a ginecomastia por depressão das concentrações plasmáticas de androgênio.
- Substâncias que inibem a ação e/ou síntese de testosterona:
  - espironolactona;
  - benzodiazepínicos;
  - acetato de medroxiprogesterona;
  - cetoconazol;
  - antineoplásicos;
  - citotóxicos.

- Substâncias que estimulam a síntese de estrogênio pelos testículos:
  - gonadotrofina coriônica humana.
- Substâncias com mecanismos desconhecidos na indução da ginecomastia:
  - amiodarona;
  - domperidona;
  - furosemida;
  - isoniazida;
  - metildopa;
  - nifedipina;
  - reserpina;
  - teofilina;
  - antidepressivos tricíclicos;
  - verapamil.
- Doenças sistêmicas com mecanismos desconhecidos:
  - doenças não neoplásicas do pulmão;
  - traumatismo (parede torácica).
- Causas relacionadas com o SNC por ansiedade e estresse aumentam a secreção de GH, prolactina, cortisol e testosterona.
- AIDS: pode levar ao desenvolvimento de ginecomastia indolor unilateral, a seguir, bilateral, que se resolve espontaneamente após 6 meses (ginecomastia transitória).

Diagnóstico

O estudo das alterações hormonais associadas à ginecomastia é útil no diagnóstico específico. O fluxograma a seguir sintetiza a abordagem através de exames complementares da ginecomastia (Figura 6.1).

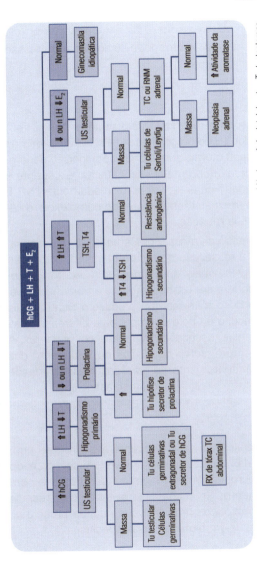

FIGURA 6.2 Fluxograma ginecomastia. Legendas: hCG: gonadotrofina coriônica humana; LH: hormônio luteinizante; T: testosterona; E2: estradiol; T4: tiroxina e TSH: hormônio estimulante da tireoide (Fonte: Harris J.R. 3ª ed.).

Tratamento

Em mamas até 4 cm de diâmetro pode-se aguardar regressão espontânea.

Tratamento Cirúrgico

O tratamento cirúrgico está reservado para aqueles casos com claro efeito estético e/ou psicológico. A técnica mais utilizada nos casos graus I e IIa é mastectomia subcutânea com incisão periareolar, geralmente na borda inferior da aréola. O tecido excedente é retirado tendo-se o cuidado de preservar aproximadamente 1 a 1,5 cm de tecido mamário imediatamente abaixo do complexo aréolo-papilar, para se evitar sua retração.

Em casos de mamas volumosas, graus IIa ou III, é necessário realizar, junto com a ressecção do tecido mamário, ressecção de pele. Técnicas convencionais de mamoplastia redutora, com cicatrizes em T ou L podem ser usadas, embora a tendência atual seja evitá-las, preferindo-se técnicas que produzem cicatriz mais lateralizada, com ressecção de pele em fuso, para diferenciar das cicatrizes produzidas pelas ressecções mamárias em mulheres. A lipoaspiração pode, sempre, servir de auxiliar no tratamento das ginecomastias, independentemente do grau das mesmas, desde que seja diagnosticado um excesso gorduroso associado.

Complicações

O hematoma é a complicação mais frequente nas cirurgias com ressecção glandular das ginecomastias, devendo ser drenado quando volumoso. Necroses da pele mamária são tratadas com curativos e desbridamentos. Infecções são evitadas com técnica asséptica e uso de antibióticos profiláticos, e quando presentes, tratadas com drenagens e antibioticoterapia específica.

Capítulo 7

Mastites não Puerperais

- Washington Cançado de Amorim
- [Leandro Cruz Ramires da Silva

Tipos

Mastite não Puerperal ou Esporádica

Afecção que envolve mais frequentemente uma região mais isolada da mama. Essa condição (infecciosa ou não) varia em severidade, desde sintomas leves, com alguns locais edemaciados, eritema, calor, até sintomas mais graves, incluindo abscesso, febre e septicemia, que pode exigir internação. A lesão do mamilo está frequentemente associada e talvez seja a porta de entrada para a bactéria.

Embora clinicamente muitos casos de processo "inflamatório" possam ser parecidos, existem algumas características que permitem um diagnóstico diferencial preciso e, portanto, um tratamento correto. É momento para promover a conscientização sobre a saúde da mama, facilitando a prevenção, detecção precoce e o tratamento eficaz. No entanto, o câncer de mama permanece como o número um no sexo feminino e como a segunda causa de morte por câncer em mulheres. Portanto, é importante manter em mente um amplo diagnóstico diferencial em pacientes que procuram atendimento médico, queixando-se de alterações mamárias.

Ela é condição comum que muitas vezes se torna difícil de ser tratada, pois pode dar origem a complicações e recidivas. Está relacionada ao tabagismo e os mecanismos não são totalmente conhecidos. A interrupção do hábito de fumar é obrigatória para prevenir a maioria das complicações e recidivas. Existe uma chance de 5,3 vezes em média de ocorrer recidivas em mulheres fumantes, contra 3,0 nas não fumantes.

Estudos confirmam que mastite não puerperal é doença de fumante. Existem autores que acreditam que deveria "ser obrigatória" a interrupção do hábito de fumar, com o objetivo de prevenir a maioria das complicações e recidivas, como fístulas periareolares (Figura 7.1).

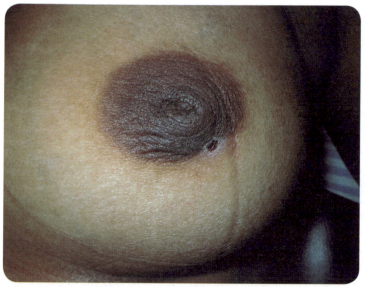

FIGURA 7.1. Fístula mamária.

Existem muito poucas evidências sobre a eficácia da terapia antibiótica. Estas incluem as penicilinas e cefalosporinas. A resistência aos antibióticos pode surgir como resultado da tendência para a prescrição de antibióticos de amplo espectro. É possível que o baixo custo e o mais estreito espectro de antibióticos com base na cultura bacteriana pode ser tão eficaz quanto o uso dos antibióticos de amplo espectro, de alto custo.

Estudos mostram também que mulheres que recebem terapia antibiótica apresentam diminuição mais rápida dos sintomas de 2,1 dias, ao contrário dos outros dois grupos (6,7 dias sem tratamento e 4,2 dias, sob terapia de apoio). Em torno de 11% dos casos em que não há intervenção desenvolvem um quadro de abscesso, enquanto no grupo tratado com antibiótico não ocorre o desenvolvimento de abscesso.

A falta de resposta à terapia apropriada sugere formação de abscesso e intervenção imediata é necessária. Qualquer diagnóstico de mastite em paciente que não está em lactação deve ser visto com desconfiança. Embora várias condições benignas devam ser avaliadas, o câncer inflamatório da mama deve ser sempre considerado.

A Mastite Crônica Granulomatosa

Doença mais rara, que ocorre predominantemente na pré-menopausa, porém associada ao uso de anticoncepcionais orais. Apresenta-se geralmente com sintomas de endurecimento mamário, sinais inflamatórios, galactorreia, chegando à ulceração da pele. À mamografia e à ultrassonografia observa-se opacidade nodular e nódulo hipoecoico, respectivamente. Frequentemente os achados clínicos e radiológicos podem simular câncer de mama.

A origem dessa afecção muitas vezes é desconhecida, mas supõe-se ser uma resposta autoimune localizada ou desequilíbrio hormonal caracterizado por granulomas de células epitelioides com células gigantes, microabscessos em torno de gotículas de lipídios, mas sem necroses (Figura 7.2). Ambas as causas, infecciosas e não infecciosas, devem ser consideradas. O diagnóstico é de exclusão e é feito através de exame histológico. O prognóstico é favorável.

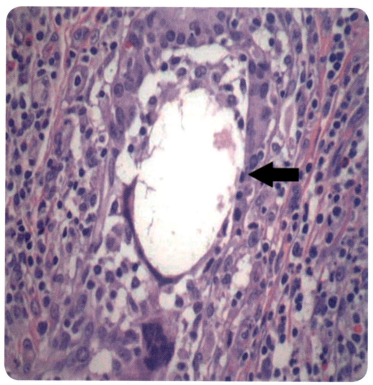

FIGURA 7.2. Ducto roto com células gigantes multinucleadas.

Mastite Linfocítica B Autoimune

Tipo especial de mastite associada à diabetes insulino-dependente de longa duração. O abscesso tem etiologia diferente em relação à mastite que ocorre em mulheres pós-parto. A condição apresenta-se sob a forma de infecção supurativa aguda ou crônica. Os microrganismos geralmente implicados são *Staphylococcus aureus, Staphylococcus* coagulase-negativa e anaeróbios. Existem relatos de isolamento de *Enterococcus faecalis* em casos de mastite aguda supurativa.

A falta de resposta à terapia apropriada deve sugerir formação de abscesso e a intervenção imediata é necessária. O diagnóstico de qualquer tipo de mastite, em paciente que não está em lactação, indica sempre a possibilidade da presença de carcinoma inflamatório da mama. Após a resolução do processo deve-se sempre proceder a avaliação clínica e imaginológica das mamas.

Mastite Granulomatosa Idiopática

Doença inflamatória crônica rara, que foi primeiramente descrita por Kessler e Wolloch, em 1972. Essa doença pode simular dois transtornos muito frequentes da mama: o carcinoma e os abscessos da mama. Tipicamente se apresenta como massa unilateral, às vezes com o envolvimento da pele ou dos linfonodos.

Mastite granulomatosa idiopática pode ser encontrada em qualquer quadrante da mama, exceto na região subareolar. A etiologia da IGM não está bem definida e acredita-se ser uma reação imune localizada. O diagnóstico definitivo só pode ser estabelecido pela histopatologia. A ultrassonografia é considerada excelente método para avaliar os resultados do tratamento.

Mastite por Actinomices (*Actinomyces israelii*)

Doença rara, geralmente se apresenta como um abscesso periódico com fístulas. Por vezes, pode apresentar-se como um segmento, que é difícil de distinguir de carcinoma inflamatório. O diagnóstico é feito pelo exame histopatológico, em que podemos ver a característica de grânulos de enxofre representando as colônias de bactérias. Antibioticoterapia prolongada com penicilina é o tratamento de escolha.

Mastite Tuberculosa

Doença rara, geralmente ocorre em mulheres em idade reprodutiva. Qualquer forma de mastite tuberculosa pode apresentar característica de malignidade. O diagnóstico é baseado principalmente na identificação do bacilo da tuberculose.

Em área endêmica, a tuberculose deve ser considerada no diagnóstico diferencial de tumores de mama.

Sarcoidose

É uma doença granulomatosa sistêmica de etiologia desconhecida. A mama é envolvida em menos de 1% dos casos. Sarcoidose da mama muitas vezes mimetiza o carcinoma ao exame clínico. A lesão pode apresentar-se como um nódulo de mama.

Histologicamente, caracteriza-se por granulomas não caseosos de células gigantes. O diagnóstico diferencial inclui mastite granulomatosa idiopática, tuberculose, infecção fúngica e câncer.

Tratamento
Cuidados Gerais

Aplicação de bolsa de gelo a cada 4 horas. O frio promove, a princípio, analgesia local importante e, secundariamente, vasodilatação reflexa com um maior aporte de sangue e uma maior drenagem venosa e linfática. Não recomendar o uso de calor local devido à diminuição da sensibilidade local, o que facilita a queimadura da pele.

Antibióticos (Tabela 7.1)

Tabela 7.1 Antibióticos na Terapia das Mastites				
Antibiótico	Dose	Administração	Duração	Via
Ceftriaxona	1,0 g	12 x 12 h	5 a 7 dias	IV ou IM
Cefalexina	0,5 g	6 x 6 h	7 dias	VO
Cefaclor	0,25 g	8 x 8 h	5 a 7 dias	VO
Cefetamet	0,5 g	12 x 12 h	Até 10 dias	VO

Capítulo 8

Alterações Benignas da Mama

- Washington Cançado de Amorim
- Helenice Gobbi
- Leandro Cruz Ramires da Silva

Esse capítulo engloba uma série heterogênea de entidades que expressam alterações do parênquima mamário durante a vida ou, em alguns casos, processos patológicos (Quadro 8.1).

Alterações Fibrocísticas da Mama

Não estão associadas a risco aumentado para desenvolvimento de carcinoma invasor da mama. Macroscopicamente caracterizam-se pela presença de dilatações císticas entremeadas por estroma fibroso. Microscopicamente são caracterizadas pela presença, isolada ou associada, cistos, metaplasia apócrina, fibrose estromal e adenose.

Cistos

Formam-se nas unidades lobulares pela dilatação dos ácinos. Apresentam-se de tamanhos que variam de milímetros a vários centímetros e contêm em seu interior líquido claro límpido, algumas vezes turvo, amarelado ou esverdeado. Os cistos são revestidos

Quadro 8.1
Principais Lesões Benignas não Neoplásicas da Mama
Doenças inflamatórias
Mastites agudas e crônicas.
Abscesso subareolar recidivante.
Necrose do tecido adiposo.
Ectasia ductal.
Lobulite linfocítica.
Reações a prótese mamária.
Alterações fibrocísticas
Cistos
Metaplasia apócrina
Alterações estromais (Fibrose e Elastose)
Lesões proliferativas
Adenose de ductos terminais e esclerosante
Hiperplasias ductais (usual ou sem atipias e atípica)
Hiperplasia lobular atípica
Alteração papilar apócrina
Cicatriz radial / lesão esclerosante complexa
Lesões de células colunares
Alteração de células colunares
Hiperplasia de células colunares sem atipias
Atipia plana
Hiperplasia pseudo angiomatóide do estroma mamário

por epitélio atrófico, plano, ou por células de metaplasia apócrina e contêm secreção fluida azulada ou translúcida. Microcalcificações associadas a cistos são comuns e podem ser vistas à mamografia.

Quando presentes no interior de cistos maiores formam uma imagem semilunar revestindo a base do cisto, recebendo a denominação radiológica de leite de cálcio.

O diagnóstico é suspeitado quando a mamografia mostra bordas nítidas e área central de baixa densidade. A ultrassonografia é importante na diferenciação entre massa cística ou sólida como também na avaliação do interior do cisto que poderá demonstrar lesões sólidas intracísticas.

A decisão pela punção deverá ser tomada na presença de dor local importante ou alteração estética. A PAAF poderá provocar o colabamento das paredes do cisto levando ao seu desaparecimento. A presença de cisto mamário não aumento o risco de câncer de mama.

Metaplasia ou Alteração Apócrina

É caracterizada por células com citoplasma abundante, acidófilo e granular e núcleos redondos, regulares, com nucléolos evidentes. Parte do citoplasma projeta-se como microgotículas de secreção para a luz ductal. O epitélio apócrino pode ter disposição em uma camada linear ou formar micropapilas, chamada alteração papilar apócrina.

Fibrose

É o aumento do estroma conjuntivo denso extra e intralobular, que comprime e engloba ductos e lóbulos hipotróficos. A fibrose é considerada evento secundário à ruptura de cistos e liberação da secreção no estroma adjacente, a qual estimula inflamação crônica e fibrose.

Lesões Proliferativas

Lesões proliferativas mamárias compreendem grupo heterogêneo de lesões caracterizadas por aumento de ácinos, chama-

SÉRIE GUIAS DE BOLSO EM GINECOLOGIA E OBSTETRÍCIA

do adenose, ou de proliferação do epitélio de revestimento para o interior de ductos e dúctulos, referida como hiperplasia epitelial ductal e lobular.

Adenose Simples ou de Ductos Terminais

Termo utilizado para designar o aumento do número de ácinos por lóbulo. A adenose pode adquirir ainda características morfológicas especiais, constituindo as variantes esclerosante, apócrina, de ductos rombos (blunt duct adenosis), microglandular e adenose nodular.

Adenose Esclerosante

Lesão lobulocêntrica em que os ácinos proliferados são distorcidos por fibrose do estroma intralobular, resultando em dúctulos alongados e comprimidos. Pode ser confundida com carcinoma por provocar retração do parênquima, por estar freqüentemente associada a microcalcificações suspeitas e distorção arquitetural detectadas à mamografia.

Hiperplasias Epiteliais

Caracterizam-se pela proliferação de células epiteliais para o interior de ductos ou lóbulos mamários. Em geral, não determinam massa palpável ou lesão macroscópica, sendo diagnosticadas incidentalmente em biópsias por outras lesões detectadas à mamografia ou adjacentes a carcinomas. À microscopia são classificadas em ductais e lobulares, baseado nas características citológicas e arquiteturais da proliferação celular, e não pela origem em lóbulos ou ductos.

Hiperplasias Ductais Usuais (ou Moderada/Florida, sem Atipias)

As células proliferam além de três a quatro camadas e têm tendência a distender e a preencher os ductos envolvidos, formando pontes e fendas periféricas irregulares, de diferentes formas e tamanhos (Figura 8.1A). A lesão tem padrões arquiteturais e celulares variados, contendo células epiteliais, mioepiteliais e, às vezes, células com metaplasia apócrina.

Hiperplasias Ductais Atípicas

São caracterizadas pela proliferação de células monomórficas, com distribuição regular, formando lumens secundários regulares, arredondados e uniformes (Figura 8.1B). As lesões são pequenas; as células envolvem parcialmente dois ductos ou medem menos que 2 mm. Trata-se de diagnóstico de exclusão que deve ser feito quando elementos que definem cito e histologicamente carcinoma ductal in situ (CDIS) de baixo grau estão presentes, mas incompletamente.

Hiperplasias Lobulares Atípicas

São lesões não-palpáveis, assintomáticas, descobertas incidentalmente em pacientes biopsiadas por outras lesões. A lesão envolve as unidades dúctulo-lobulares terminais, mas mantém a arquitetura lobular (Figura 8.1C). Diferentemente da hiperplasia ductal atípica, que tem distribuição segmentar, a hiperplasia lobular atípica (HLA) tende a ser multifocal e bilateral. Microscopicamente, é caracterizada pela proliferação de células uniformes, arredondadas ou cuboidais, com citoplasma claro, que crescem preenchendo e expandindo parcialmente menos de 50% dos dúctulos de um ou mais lóbulos

Evolução Biológica das Hiperplasias Epiteliais Mamárias

Admite-se que as hiperplasias evoluam como um espectro de lesões que vão desde um padrão proliferativo e arquitetural mais simples até lesões mais complexas, com atipias, podendo, evoluir

SÉRIE GUIAS DE BOLSO EM GINECOLOGIA E OBSTETRÍCIA

para carcinoma ductal in situ e invasor. As hiperplasias ductais e lobulares têm importância clínica por estarem associadas a risco para desenvolvimento de carcinoma invasor, em especial as hiperplasias atípicas (risco de 4-5x para desenvolvimento de carcinoma invasor).

Lesões de Células Colunares ou Atipia Plana

Representam um espectro de alterações que tem em comum a presença de células colunares revestindo unidades dúctulo-lobulares terminais. O significado clínico e perfil evolutivo destas lesões ainda são pouco definidos. São comumente diagnosticadas em biópsias mamárias indicadas devido a microcalcificações suspeitas vistas à mamografia.

Alteração de Células Colunares

Lesões mais simples, caracterizadas por lóbulos aumentados de tamanho com ácinos revestidos por uma ou duas camadas de células colunares altas, com núcleos uniformes, sem atipias, dispostos perpendicularmente à membrana basal. Secreção no ápice das células e no lúmen dos ácinos é freqüente, podendo estar associada a microcalcificações.

Hiperplasia de Células Colunares

Lesões com aspecto citológico semelhante ao das alterações de células colunares, mas com mais de duas camadas de células, as quais podem formar pequenos tufos, ou micropapilas para o lúmen. Secreção apical e luminal é mais exuberante, sendo mais freqüentes microcalcificações intraluminais. Em algumas lesões de células colunares, nos dois padrões arquiteturais descritos, as células exibem atipias citológicas discretas a moderadas e são designadas alteração de células colunares com atipia (Figura 8.1D) e hiperplasia de células colunares com atipia. A mais recente classificação da OMS (2003) adotou o termo atipia plana para designar ambas as lesões colunares com atipia. O significado clínico e perfil evolutivo destas lesões ainda são pouco definidos.

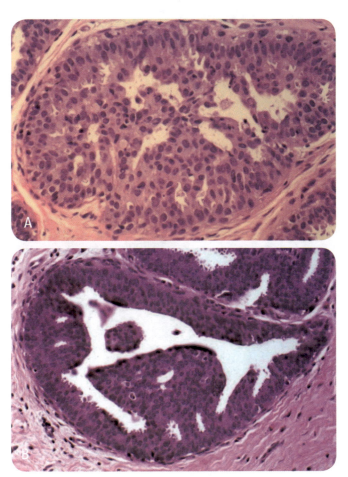

FIGURA 8.1. A. Hiperplasia ductal usual. B. Hiperplasia ductal atípica de padrão cribiforme e micropapilar.

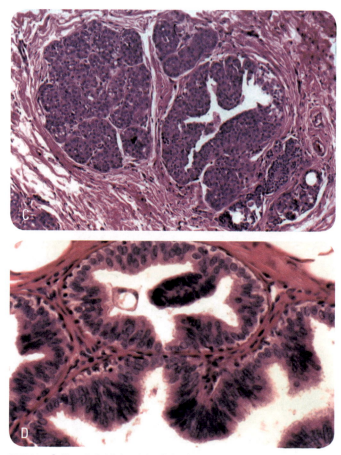

FIGURA 8.1. C. Hiperplasia lobular atípica. D. Lesões de células colunares ou atipia plana.

Cicatriz Radial e Lesão Esclerosante Complexa

Trata-se de lesões de tamanho variado constituídas por centro fibroelastótico circundado por estruturas epiteliais (dúctulos ou túbulos), assumindo aspecto estrelado ou irradiado. O termo cicatriz é aplicado às lesões que medem 1-9 mm e lesão esclerosante complexa às lesões maiores que 10 mm. Tais lesões são assintomáticas. As lesões pequenas não são visíveis macroscopicamente ou à mamografia. As lesões maiores têm aspecto macroscópico espiculado ou estrelado e área central firme. Podem ser detectadas à mamografia e simular carcinoma de crescimento espiculado. À microscopia, o aspecto da lesão depende do plano de secção e do seu estágio evolutivo. Lesões iniciais são formadas por pequeno grupo de dúctulos ou túbulos em disposição irradiada, em meio a estroma conjuntivo rico em miofibroblastos.

Fibroadenoma

É o tumor benigno da mama mais comum, freqüentemente encontrado entre os 20 e 50 anos. A lesão é usualmente única e palpável, de limites bem definidos, móvel, consistência firme podendo ser múltipla em 10 a 15% dos casos. História familiar de câncer de mama e mastalgia pré-menstrual estão associados ao aumento na incidência de fibroadenomas. O uso de anticoncepcional oral parece levar a proteção de seu desenvolvimento. É uma tumoração rara em homens e a sua exata prevalência é desconhecida. Raramente é encontrado em mamas com câncer. Quanto a sua história natural, poderá desenvolver-se, regredir e mais freqüentemente, interromper o seu crescimento quando atinge 2-3 cm de diâmetro.

Essa tumoração benigna representa um processo hiperplásico que envolve a unidade ducto-lobular e o tecido conjuntivo adjacente tendo como célula de origem o fibroblasto. Acredita-se numa relação de desequilíbrio no balanço estrogênio progesterona com diminuição dos níveis progesterona.

Conduta

Por tratar-se de um tumor benigno a sua retirada é questionada. O diagnóstico baseado apenas em parâmetros clínicos não é absoluto, devendo-se proceder à punção aspirativa de agulha fina (PAAF) ou biópsia de fragmento (BFA) guiada por ultrassom nos tumores não palpáveis. Na presença de tumores únicos com diâmetro inferior a 3 cm, em mulheres abaixo dos 30 anos, a conduta poderá ser expectante com acompanhamento periódico. Em mulheres acima de 30 anos ou tumores múltiplos indica-se a exérese sob anestesia local com acompanhando das linhas de força da pele, as linhas de Langer. A dissecção do tumor poderá ser realizada próximo à sua pseudo-cápsula com tração direta sobre o nódulo para a sua retirada.

Fibroadenoma Juvenil

Corresponde a 0,5 a 2.0% de todos os fibroadenomas. Trata-se de tumor benigno sem risco de transformação maligna de suas células. Ocorre em mulheres adolescentes e apresenta crescimento rápido levando a alteração do tamanho, forma e simetria das mamas (Figura 8.2). O tratamento cirúrgico deve ser realizado observando as linhas de Langer ou com incisões inframamárias devido ao grande volume alcançado pelo tumor. O diagnóstico diferencial inclui tumor filóide, fibrossarcoma da mama e hipertrofia mamária.

Fibroadenoma Gigante

É um tumor maior que 5 cm e geralmente encontrado em mulheres grávidas ou em lactação. Quando possível o tratamento cirúrgico deverá ser postergado até o final da gravidez ou da amamentação.

Fibroadenoma e Risco de Câncer de Mama

A presença de fibroadenoma parece não aumentar o risco de câncer de mama. Por outro lado, a presença de fibroadenomas com-

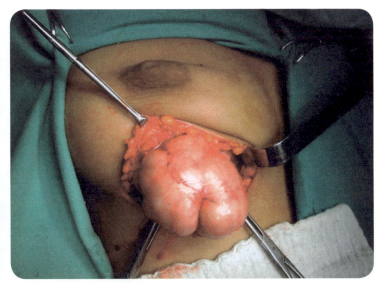

FIGURA 8.2. Fibroadenoma juvenil.

plexos, ou seja, associados a cistos, alterações papilares, adenose esclerosante, calcificações epiteliais eleva em três vezes o risco relativo de câncer de mama. Em mulheres portadoras de fibroadenoma e de alterações proliferativas adjacentes ao tumor, associado a história familiar de câncer de mama, o risco relativo está aumentado em 3.87.

Tumor Filoides

Descrito por Johannes Müller em 1893, que deu esse nome devido à sua aparência que lembra uma folha. Palavra derivada do Grego, phyllon que significa folha e eîdos, aparência. Representa apenas 1% dos tumores da mama e 2,5 - 3% dos tumores epiteliais, sendo muito raro em mulheres jovens.

Anteriormente denominado de Cistossarcoma Filóides, caracteriza-se por ser tumor fibroepitelial de crescimento rápido, os que alcançam grandes volumes são com frequência, lobulados, pela presença de nódulos de estroma proliferante revestidos por epitélio (Figura 8.3). Ocorre, tipicamente, na quarta década de vida da mulher. Apresenta comportamento biológico variado, podendo ser benigno, intermediário, localmente agressivo ou francamente maligno que vai desde uma doença tipicamente benigna até uma mais agressiva com metástases à distância. A origem histogenética deste tumor é controversa. Poderiam ser uma evolução de tecido mamário ectópico, glândulas cutâneas apócrinas ou de glândulas mamaria-like anogenital. Os tumores filóides surgem 10 ou 20 anos mais tarde que os fibroadenomas, em torno da quarta década de vida e apesar de apresentarem aspecto pseudosarcomatoso sua evolução é benigna e tem, em geral, um bom prognóstico. Tumores filóides malignos são extremamente raros durante a gravidez. Nesse período, a quase totalidade foi encontrada no 3° trimestre e apenas um caso é relatado no primeiro trimestre. Com a detecção precoce, no início da gestação é possível a detecção precoce, permitindo a execução de cirurgia conservadora e continuação da gravidez.

Em geral manifesta-se, clinicamente, como uma massa mamária volumosa, indolor, multinodular de crescimento rápido que leva ao estiramento da pele e até mesmo à ulceração sobre o tumor, sem comprometimento da pele. Pode ser observado um aumento dos linfonodos axilares homolaterais em aproximadamente 20% dos casos, entretanto esse aumento não se deve a metástases.

Assemelha-se ao fibroadenoma tanto à mamografia quanto ao ultrassom. Tumor bem circunscrito, sem uma verdadeira cápsula, sendo a malignidade determinada pela celularidade do estroma o que diferencia do fibroadenoma. A distinção histológica entre benigno e maligno é às vezes, muito difícil.

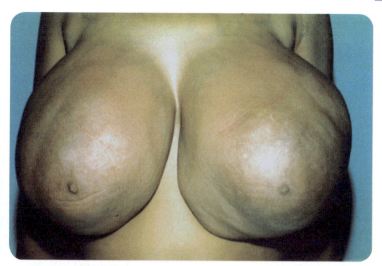

FIGURA 8.3. Tumor foloides bilateral.

Diagnóstico Diferencial

- Mastite puerperal.
- Fibroadenoma gigante.
- Abscesso de mama.
- Cisto de mama complicado.
- Carcinoma inflamatório.
- Traumatismo de mama com necrose.

Conduta

O tratamento requer excisão completa do tumor com amplas margens de segurança, mínima de 2 cm. A mastectomia de rotina está contraindicada, uma vez que os tumores não são multicêntricos, assim como está contraindicado o esvaziamento axilar. As metástases não decorrem de envolvimento linfático e sim, hematológico. O tratamento adjuvante deve seguir a orientação dos sarcomas. Os resultados quanto à presença de receptores de estrogênio (RE) e receptores de progesterona (RP) são controversos e a terapia hormonal parece não ter sentido uma vez que as metástases são decorrentes de células do estroma. A recorrência local aproxima-se de 25% para os casos de excisão com margens comprometidas ou inferiores a dois centímetros. As metástases à distância ocorrem em especial para o pulmão.

O tratamento se baseia principalmente na mastectomia sem dissecção de linfonodos axilares por ser a invasão linfonodal excepcional. Em algumas situações, o tratamento conservador pode ser discutido, com base no tamanho do tumor, grau e volume da mama.

A radioterapia é recomendada no caso de alto grau de tumor e após tratamento conservador. Grau tumoral, margens comprometidas e necrose do tumor, por vezes, são os principais fatores prognósticos.

Radioterapia locorregional é muitas vezes proposto para tumores maiores do que 5 cm e / ou de alto grau. A quimioterapia sistêmica não é padrão, mas deve ser discutida nas formas com alto risco de recaída.

Papiloma Intraductal
Papiloma Intraductal Solitário

Tumor benigno que acomete ductos de médio e grande calibres, mede na maioria das vezes em torno de 0,5 cm e raramente é palpável. Entretanto, tumores com até dez centímetros tem sido relatados, sendo geralmente únicos, de aspecto viloso, mais freqüentemente localizados na região subareolar da mama (figura 4). Podem ocorrer em qualquer idade, mas com incidência maior entre

30 e 50 anos. Não há associação com história familiar e demais riscos para câncer de mama.

Histologicamente ele é formado por numerosas estruturas papilares com eixo estromal vascularizado, revestido por células cilíndricas. Alterações necróticas e hemorrágicas são freqüentes. Na maioria das vezes os papilomas intraductais apresentam-se de forma isolada com descarga papilar unilateral (50 a 90%).

A presença de descarga papilar unilateral, uniductal indica a possibilidade de tratar-se de papiloma solitário.

Carcinoma é encontrado em aproximadamente 6% dos casos de derrame papilar sanguinolento. O sinal mais comum é a presença de derrame papilar ou mamilar que varia de seroso a serossanguinolento ou sanguinolento.

Clinicamente é encontrado derrame uniductal, unilateral, espontâneo ou provocado por expressão mamilar delicada. Na presença de papiloma intraductal solitário (subareolar), podemos apalpar massa de consistência elástica, indolor que à compressão leva a saída de secreção através do mamilo, identificando-se assim a localização do tumor. Este ponto denomina-se *ponto em gatilho*.

O diagnóstico é feito através da ductografia, que ao identificar o nódulo mostra área de defeito de enchimento que na maioria das vezes é arredondada. Raramente é possível o diagnóstico através da mamografia e poucas vezes, ocorre dilatação suficiente do ducto para sua visibilização ao ultrassom.

O tratamento recomendado é a exérese de todo o ducto acometido. A citologia da secreção mamilar poderá fornecer dados sugestivos de papiloma.

Papiloma Intraductal Múltiplo

Os papilomas múltiplos ocorrem com uma freqüência muito menor que os solitários (10%) e tendem a se instalarem nos ductos

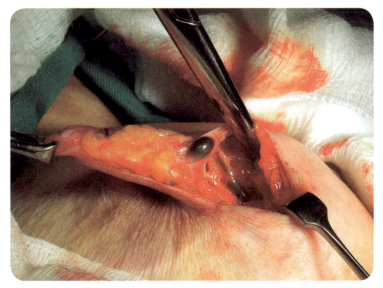

FIGURA 8.4. Papiloma intraductal.

periféricos, podendo formar massa palpável, raramente associado a derrame papilar e em torno de 15% dos casos ele é encontrado bilateralmente. Radiologicamente encontra-se massa arredondada ou ovalada, bem delimitada com ou sem microcalcificações em seu interior. Ao contrário do papiloma solitário a exérese cirúrgica é obrigatória pela dificuldade do diagnóstico diferencial com carcinoma e sua associação com carcinoma *in situ*.

Hamartoma

Tumor raro também chamado de fibroadenolipoma que se apresenta como massa móvel, bem delimitada, indolor, elástica ou fibroelástica com impressão clínica de fibroadenoma podendo atingir grandes volumes com assimetria mamária. Em semelhança com o fibroadenoma, ocorre igualmente em ambas as mamas. Mamograficamente esta lesão surge como nódulo de densidade variável arredondado, com cápsula fina e área radiolucente periférica. Ao ultrassom são bem delimitados heterogêneos, deslocando o tecido mamário adjacente. À ressonância magnética (RNM) as imagens são semelhantes a mamografia e ultrassom. Como são lesões diagnosticadas à mamografia a biópsia não está indicada, nos casos clássicos. A exérese deve ser realizada como nos fibroadenomas, com devidos cuidados estéticos.

Lipoma

Sendo a mama constituída por tecido adiposo entre outros, a freqüência e risco de ocorrência de lipoma é semelhante as outras partes do corpo. Apresenta-se como tumoração arredondada, macia, limites precisos, indolor, podendo atingir grandes volumes. À mamografia ele surge como um tumor arredondado, radiotransparente apresentando fina borda que representa sua cápsula. O tratamento cirúrgico está indicado diante de alguma dúvida diagnóstica ou por alteração da estética mamária.

Ectasia Ductal

Dilatação dos ductos terminais da mama com retenção e acúmulo de secreções em seu interior. A incidência varia de 5,5 a 25% das mulheres com mais freqüência entre 40 e 49 anos de idade.

Etiologia e Patogênese

- Distensão e dilatação do ducto conseqüente a atrofia do epitélio ductal
- A ectasia ductal seria o resultado de uma mastite periductal
- Mecanismo auto-imune.

As três possibilidades contemplam a associação da ectasia ductal com a mastite periductal, seja como causa ou conseqüência, e a infecção por bactérias anaeróbicas e outras contribuíriam para a patogênese deste quadro.

A descarga mamilar poderá ser multiductal, bilateral e sua cor varia de amarelo claro ou escuro, marrom, esverdeada e verde escura. A pesquisa de sangue deverá ser realizada em caso de dúvida (vide papiloma). A mamografia freqüentemente mostra ductos dilatados com ou sem microcalcifiações. O tratamento cirúrgico está indicado em caso de dúvidas e /ou quando o derrame papilar é volumoso com desconforto para a paciente. O tratamento constará de identificação dos ductos dilatados e sua exérese.

Capítulo 9

Neoplasias Malignas da Mama

■ Helenice Gobbi
■ Leandro Cruz Ramires da Silva

*C*arcinomas são os tumores malignos mais comuns da mama. Sarcomas e metástases para a mama são raros. Os carcinomas são classificados de acordo com a morfologia (citologia e arquitetura) e se há ou não infiltração do estroma.

Carcinoma Ductal *In Situ* (CDIS)

Carcinoma *in situ* é definido como a proliferação epitelial maligna restrita aos ductos ou dúctulos mamários. A classificação histológica do carcinoma ductal *in situ* (CDIS) se baseia no padrão arquitetural, dividindo-o nos seguintes tipos: cribriforme (Figura 9.1A), micropapilar, papilar e sólido (Figura 9.1B). Os CDIS são graduados histologicamente com base no grau nuclear e na presença ou ausência de necrose. O grau nuclear é determinado de acordo com o pleomorfismo nuclear, o tamanho do núcleo e a presença de nucléolo (Figuras 9.1A e 9.1B). O termo comedocarcinoma (ou carcinoma ductal *in situ* com comedonecrose) refere-se a tumores de alto grau nuclear, em geral de padrão sólido, associados a necrose extensa no interior do ducto (Figura 9.1C). Este subgrupo é o mais frequentemente diagnosticado em mamografias devido a sua associação com microcalcificações. A comedonecrose pode ser visível macroscopicamente, como pontos brancos ou amarelados, que drenam material necrótico quando se faz a compressão do espécime.

Os CDIS tendem a crescer de forma segmentar. Os CDIS de alto grau têm em geral crescimento contínuo, enquanto os carcinomas de baixo grau podem exibir intervalos (*gaps*), que podem dificultar a avaliação adequada de margens cirúrgicas em peças de cirurgias conservadoras. O carcinoma *in situ* de alto grau, além da presença de necrose, mostra atipias nucleares acentuadas. Além de recidivarem com maior frequência, os carcinomas *in situ* de alto grau têm maior tendência a desenvolver focos de invasão do estroma. Os CDIS de alto e baixo graus exibem também alterações genéticas distintas, que têm sido demonstradas nos diferentes subgrupos, bem como evolução para diferentes tipos de carcinomas invasores.

Carcinoma Lobular *In Situ* (CLIS)

O CLIS ou neoplasia lobular (NL) representa 10 a 30% dos carcinomas *in situ* e, quase sempre, apresenta-se como lesão não palpável encontrada como achado incidental em mulheres na pré-menopausa. Histologicamente, o CLIS/NL é multicêntrico e acomete as unidades lobulares, onde todos os dúctulos estão distendidos e preenchidos por células pouco coesas e com baixo grau nuclear (Figura 9.1D). As células são pequenas, redondas ou poligonais, com citoplasma bem delimitado, por vezes com aspecto em anel de sinete. Mitoses são raras. O CLIS tem tendência a estender-se aos ductos maiores de forma pagetoide. Raramente o CLIS pode apresentar células maiores, com nucléolos evidentes e mesmo necrose — são os chamados carcinomas lobulares *in situ* pleomórficos.

GUIA DE BOLSO DE MASTOLOGIA 91

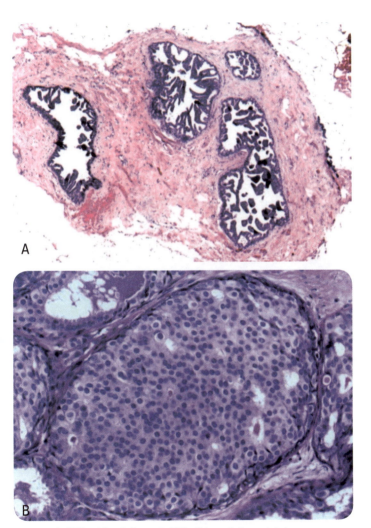

FIGURA 9.1. A. **CDIS padrão cribriforme.** B. **CDIS sólido e cribriforme de baixo grau.**

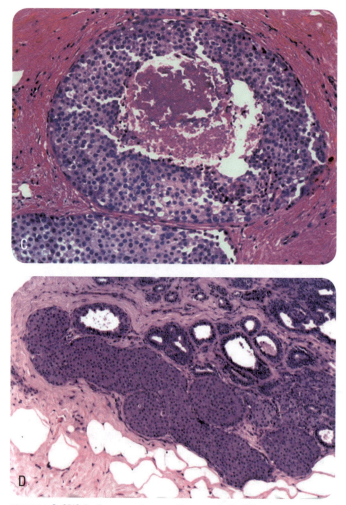

FIGURA 9.1. C. **CDIS** de alto grau com necrose tipo comedo. D. **CLIS**.

Carcinomas Mamários Invasores

Os *carcinomas ductais invasores* (CDI) sem outra especificação (referidos como ductais SOE) são os tumores malignos mais comuns da mama. O CDI-SOE representa um grupo heterogêneo de lesões que se caracterizam pela ausência de achados morfológicos que permitam enquadrá-las em um dos subtipos especiais. O CDI tem comportamento mais agressivo do que a maioria dos tipos especiais, com sobrevida de 5 anos em 60% das pacientes. Outros subtipos tumorais invasores, referidos como tipos especiais, apresentam características morfológicas, biológicas e evolutivas que permitem distingui-los do carcinoma ductal SOE (Tabela 9.1).

Doença de Paget é entidade clínico-patológica, caracterizada por lesão eczematosa do mamilo causada pela disseminação intraepidérmica de células malignas de um carcinoma intraductal ou invasor subjacente. O quadro clínico referido como *carcinoma inflamatório* da mama simula um processo inflamatório. Ocorre devido à obstrução dos linfáticos dérmicos por êmbolos neoplásicos, resultando em aumento edematoso das mamas e eritema da pele, simulando um quadro de mastite aguda.

Aspectos Clínicos e Morfológicos

Os carcinomas invasores da mama apresentam-se, em sua maioria, como massa palpável, única, endurecida, de diâmetro variável. Multicentricidade refere-se à existência de um carcinoma em um quadrante distinto daquele onde está o tumor principal. Quando dois tumores distintos ocorrem em um mesmo quadrante, a condição é definida como multifocalidade.

Macroscopicamente, os tumores podem formar massa relativamente bem individualizada, de forma variável, com superfície de corte amarelada, consistência firme, contendo trabéculas irradiando-se a partir do centro da lesão. Em alguns casos, o estroma

SÉRIE GUIAS DE BOLSO EM GINECOLOGIA E OBSTETRÍCIA

	Tabela 9.1 **Frequência e Principais Características Clínicas e Patológicas** **dos Carcinomas Mamários Invasores**
Tipo Histológico	**Frequência, Características Clínicas e Patológicas**
Ductal SOE	• Representa 70-85% dos CDI • Tem comportamento agressivo e não tem característica histológica especial
Lobular	• Representa 10% dos CDI, tem bom prognóstico, com sobrevida de 10 anos em 80-90% das pacientes • Tem maior tendência à bilateralidade e taxa elevada de recidiva sistêmica tardia, com metástases em diferentes sítios (cavidade abdominal, pleural, pulmão etc.)
Tubular	• Constitui 5 a 10% dos CDI • Caracterizado pela alta formação de túbulos, baixa atipia e raras mitoses • Tem excelente prognóstico • São mais frequentes em casos familiares, especialmente ligados ao BRCA 2
Medular	• Corresponde a cerca de 7% dos carcinomas da mama e tem prognóstico discretamente melhor que o dos carcinomas ductais SOE • Apresenta-se como massa palpável móvel, bem delimitada, com tamanho variável (2 a 5 cm) • É mais frequente em mulheres jovens e em casos familiares, estando associado geralmente a anormalidades no BRCA 1.
Mucinoso	• Coloide, mucoide ou gelatinoso, representa 2-3% dos carcinomas da mama • Mais comum em mulheres após a menopausa; tem bom prognóstico, com sobrevida de 10 anos em 80 a 90% dos casos
Micropapilar	• Raro na forma pura, é caracterizado pela proliferação de células em arranjos micropapilares e presença de invasão vascular em 60% dos casos • Metástases axilares são frequentes e o prognóstico é ruim
Metaplásico	• Raros (menos de 1% dos tumores) são formados por áreas de CDI, elementos escamosos e/ou sarcomatoides • Tem comportamento clínico e biológico heterogêneo • A maioria é agressiva e metastatiza por via hematogênica

SOE: sem outra especificação; CDI: carcinoma ductal invasor.

pode ser exuberante, brancacento e muito duro, referido pelo termo descritivo de carcinoma cirroso. A *microscopia* é variável e as células podem formar túbulos, ninhos sólidos, trabéculas ou ilhotas em padrões mistos. Citologicamente, o aspecto varia desde células com núcleos pequenos, regulares, cromatina homogênea e poucas mitoses, até células grandes com núcleos irregulares, nucléolos evidentes e elevado índice mitótico (Figuras 9.2A e 9.2B).

O grau de formação tubular (glandular), o pleomorfismo nuclear e o índice mitótico são parâmetros utilizados no sistema de graduação de Nottingham. Este é hoje o mais empregado para graduação dos carcinomas invasores da mama e tem importante valor prognóstico. Carcinoma *in situ* pode ou não coexistir com carcinoma invasor. Quando o componente *in situ* representa mais de 25% do tumor ou está circundando totalmente a área invasiva, a lesão é classificada como carcinoma ductal invasor, com extenso componente intraductal. É importante reconhecer essa entidade, pois ela tem alto índice de recidiva após cirurgia conservadora.

Nos subtipos especiais, os tumores apresentam características específicas, tais como: secreção mucinosa ou coloide, aspecto sarcomatoso ou formação de micropapilas (Figuras 9.2C e 9.2D).

Disseminação e Metástases

Os carcinomas da mama disseminam-se por invasão local, linfática ou hematogênica. Invasão local ocorre no próprio parênquima, pele, mamilo, músculo ou parede torácica. Em 30 a 50% dos casos de câncer mamário, existem metástases nos linfonodos axilares no momento do diagnóstico. Em geral, metástases regionais indicam o potencial metastático à distância e, de forma quantitativa, quanto maior o número de linfonodos envolvidos, maior a probabilidade de já haver metástases sistêmicas. Metástases sistêmicas ocorrem mais frequentemente nos pulmões, ossos,

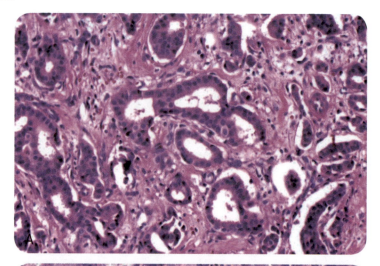
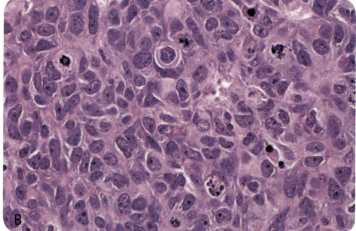

FIGURA 9.2. A. Carcinoma ductal invasor bem diferenciado. B. Carcinoma ductal invasor pouco diferenciado.

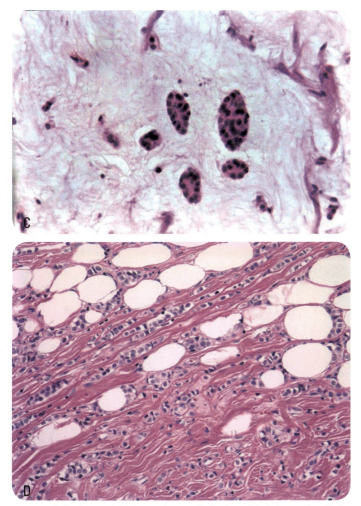

FIGURA 9.2. C. Carcinoma coloide invasor tipo puro. D. Carcinoma lobular invasor tipo clássico.

fígado, suprarrenais, ovários e sistema nervoso central. Cerca de 30% das pacientes sem metástases axilares desenvolvem posteriormente metástases sistêmicas, o que indica que grande parte dos carcinomas da mama já são doenças sistêmicas no momento do diagnóstico. Os carcinomas lobulares costumam disseminar-se para cavidades serosas, trato gastrintestinal e meninges, em geral muitos anos após sua remoção cirúrgica.

Outras Neoplasias Malignas da Mama

Sarcomas de tecidos moles e linfomas podem se originar na mama. Em geral, têm o mesmo comportamento e aspecto morfológico dos tumores primitivos de outras sedes. Entre os sarcomas, destacam-se os angiossarcomas e os sarcomas do estroma, termo este genérico para uma neoplasia que parece originar-se do estroma mamário, mas que não tem o componente epitelial do tumor filoides.

Metástases para a Mama

Os tumores primários que mais frequentemente dão metástases na mama são os dos pulmões, rins, estômago, melanomas malignos cutâneos e carcinoides intestinais. Algumas vezes, a metástase mamária é a primeira manifestação de um destes tumores. Em geral, a mama é acometida na fase de disseminação sistêmica, como ocorre nos tumores do ovário, sarcomas, mesoteliomas e vários tipos de carcinomas.

Capítulo 10

Epidemiologia do Câncer de Mama

■ Leandro Cruz Ramires da Silva

O câncer de mama é o segundo tipo de câncer mais frequente no mundo e o mais comum entre as mulheres. Nos EUA, em 2010, foram detectados 207.090 casos de tumores invasivos em mulheres e 1.970 casos em homens com 39.840 e 390 mortes, respectivamente. Os carcinomas *in situ* detectados totalizaram 54.010 casos. A incidência foi maior em mulheres de etnia branca e menor entre as de origem asiática ou de outras ilhas do Pacífico (Figura 10.1).

Em 2008 estimava-se que, no mundo, 1.380.000 mulheres foram diagnosticadas como sendo portadoras de câncer de mama, representando cerca de 1/10 (10,9%) de todos os cânceres novos e quase um quarto (23%) dos casos de câncer feminino. A incidência no mundo variou de 19,3/100.000 hab no oeste africano até 89,7/100.00 hab no leste europeu (Figura 10.2).

O câncer de mama é um dos poucos tumores malignos em que as taxas de incidência são maiores para as mulheres mais ricas e há uma clara tendência de diminuição das taxas para a maioria dos grupos menos favorecidos socialmente. O risco para as mulheres que migram de países de baixa incidência para países de alta incidência aumenta significativamente, o que sugere um forte efeito de fatores ambientais ou de estilo de vida. Por exemplo, as

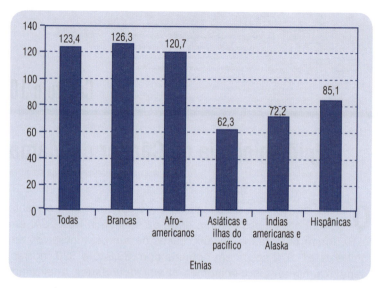

FIGURA 10.1. Incidência de câncer de mama por 100.000 habitantes *versus* grupos étincos nos EUA em 2007.

imigrantes japonesas que migram para os EUA veem aumentar rapidamente as taxas de incidência de câncer de mama.

No Brasil, segundo o Instituto Nacional do Câncer (INCA), o número de casos novos estimados em 2010 foi de 49.240, com um risco estimado de 49 casos para cada 100 mil mulheres. Na Região Sudeste, o câncer de mama é o mais incidente entre as mulheres, com um risco estimado de 65 casos novos por 100 mil. Sem considerar os tumores de pele não melanoma, este tipo de câncer também é o mais frequente nas mulheres das regiões Sul (64/100.000), Centro-Oeste (38/100.000) e Nordeste (30/100.000). Na Região Norte é o segundo tumor mais incidente (17/100.000) (Figura 10.3).

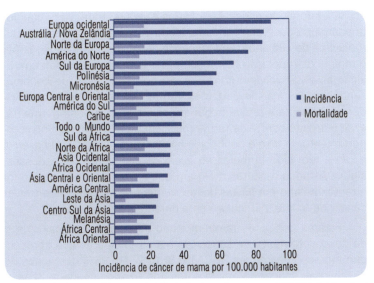

FIGURA 10.2. Regiões mundiais *versus* incidência de câncer de mama por 100.000 hab. (Download free: http://info.cancerresearchuk.org/cancerstats/types/breast/incidence/).

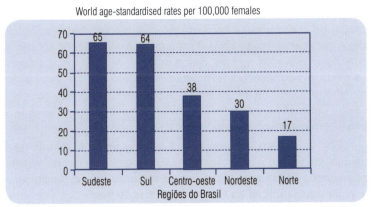

FIGURA 10.3. Incidência estimada de câncer de mama por 100.000 habitantes *versus* regiões do Brasil em 2010.

Os fatores de risco relacionados à vida reprodutiva da mulher (menarca precoce, nuliparidade, idade da primeira gestação a termo acima dos 30 anos, anticoncepcionais orais, menopausa tardia e terapia de reposição hormonal) estão bem estabelecidos em relação ao desenvolvimento do câncer de mama. A idade continua sendo um dos mais importantes fatores de risco. As taxas de incidência aumentam rapidamente até os 50 anos, e posteriormente, esse aumento ocorre de forma mais lenta. Essa mudança no comportamento da taxa é conhecida na literatura como *Clemmesen´s hook*, e tem sido atribuída ao início do climatério. Além desses, alguns estudos recentes mostram que a exposição à radiação ionizante, mesmo em baixas doses, aumenta o risco de desenvolver câncer de mama, particularmente durante a puberdade.

Fatores genéticos também estão associados ao maior risco de desenvolvimento de câncer de mama. Mulheres que apresentam mutação nos genes BRCA1 e BRCA2 têm 85% de chance de desenvolver câncer de mama antes dos 70 anos de idade. A amamentação, prática de atividade física e alimentação saudável com a manutenção do peso corporal estão associadas a um menor risco de desenvolver esse tipo de câncer. Apesar de ser considerado um câncer de relativamente bom prognóstico se diagnosticado e tratado precocemente, as taxas de mortalidade por câncer de mama continuam elevadas no País, muito provavelmente porque a doença ainda é diagnosticada em estádios avançados. Na população mundial, a sobrevida média após 5 anos é de 61%, sendo que para países desenvolvidos, essa sobrevida aumenta para 73%, já nos países em desenvolvimento fica em 57%.

Com a adoção da mamografia e de programas de rastreamento, a incidência do câncer de mama vem crescendo em países desenvolvidos. Outra explicação para o aumento da incidência seria a maior popularização da terapia de reposição hormonal. Por outro lado, com o desenvolvimento da quimioterapia a tendência da mortalidade vem caindo desde o início da década de 1990 (Figura 10.4).

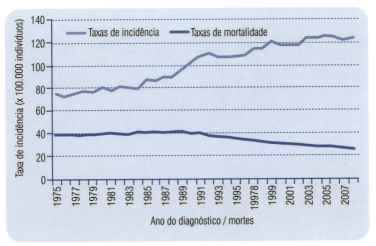

FIGURA 10.4. Taxa de incidência *versus* mortalidade (1975 a 2008).

Capítulo 11

Fatores Prognósticos e Preditivos no Câncer de Mama

■ Helenice Gobbi

■ Leandro Cruz Ramires da Silva

Fatores Prognósticos

Os fatores prognósticos que indicam a possível evolução dos carcinomas mamários são úteis para aconselhar as pacientes sobre o seu prognóstico, independentemente do tratamento, identificar as pacientes com axila negativa que poderão apresentar recorrência da doença e identificar aquelas com axila negativa que não irão provavelmente apresentar recorrência e, com isso, auxiliar na escolha do melhor tratamento disponível. Ao predizerem uma resposta favorável a uma determinada opção terapêutica, o fator prognóstico funciona como um fator preditivo.

Apesar de grandes avanços na biologia tumoral e imuno-histoquímica, o número de linfonodos metastáticos ainda é o mais importante fator prognóstico e de maior impacto, e está associado à redução da sobrevida aos 10 anos. Entretanto, com o diagnóstico cada vez mais precoce devido ao rastreamento mamográfico, grande parte das pacientes não possui metástases axilares e outros fatores devem ser considerados como prognósticos e preditivos de resposta à terapia sistêmica.

Idade e *Status* Menopausal

Pacientes jovens possuem tumores mais agressivos com pior prognóstico e necessitam de quimioterapia sistêmica mais frequentemente. Já mulheres na pós-menopausa toleram melhor a hormonoterapia.

Estádio da Doença (Tamanho do Tumor e Envolvimento Axilar)

Quanto maior o tumor, pior será o prognóstico. Em pacientes com axila negativa, após 5 anos, tumores ≤ 2 cm apresentam índices de recorrência local e mortalidade próximos de 8% e 2%, respectivamente. Quanto maior for o número de linfonodos axilares metastáticos, pior será o prognóstico. Pacientes com quatro a nove linfonodos metastáticos apresentam sobrevida geral de 23 a 29% em 10 anos, aquelas com mais de dez linfonodos axilares positivos, de 10 a 15%.

Grau Histológico

A graduação histológica recomendada é a de Scarff-Bloom-Richardson, que leva em consideração a formação tubular, a atividade mitótica e o pleomorfismo nuclear. Tumores pouco diferenciados (grau III) têm pior prognóstico. Pacientes com axila negativa e tumores bem diferenciados apresentam uma taxa de recorrência da doença até 20% em 5 anos.

Tipo Histológico

Os tumores papilar, medular e coloide apresentam melhor prognóstico que o ductal invasor (SOE). Os tubulares e medulares são os que apresentam o melhor prognóstico. O carcinoma inflamatório é o de pior prognóstico.

Classificação Molecular

Recentemente, estudos de expressão gênica com uso de microarranjos de DNA permitiram definir um perfil molecular dos carcinomas invasores da mama. Estes foram divididos em subgrupos moleculares com boa correspondência prognóstica, incluindo os subtipos luminais (A e B), HER2, basal-símile ou basaloide e tipo "mama normal".

A classificação molecular empregando microarranjos de DNA ainda não está disponível para avaliação do prognóstico individual de pacientes. O emprego de imuno-histoquímica permite identificar os subgrupos moleculares usando anticorpos anti-receptores de estrógeno e progesterona, HER2 e marcadores de fenótipo basal. A identificação dos subgrupos luminal e HER2 está bem definida por imuno-histoquímica. No entanto, ainda não há consenso sobre os melhores marcadores imuno-histoquímicos a serem empregados para se identificar o subgrupo basal-símile. O sorotipo luminal A possui o melhor prognóstico e os carcinomas basais, o pior, mas ainda não foram identificadas terapias-alvo específicas para estes tumores.

Outros fatores prognósticos são descritos, porém de pouca aplicabilidade clínica, dentre eles estão: a citometria de fluxo, a invasão vascular e de vasos linfáticos peritumorais, Ki 67, catepsina D, P53 e a presença de micrometástases em medula óssea.

Fatores Preditivos

Os fatores preditivos validados para uso clínico são apenas os receptores hormonais (de estrogênio e progesterona) e o HER2. A presença de receptores hormonais de estrogênio e progesterona no câncer de mama permite selecionar pacientes elegíveis para tratamento com antiestrogênios. A superexpressão da proteína do HER2 e/ou a amplificação do gene HER2 permitem individualizar

SÉRIE GUIAS DE BOLSO EM GINECOLOGIA E OBSTETRÍCIA

pacientes que possam se beneficiar com tratamento pelo trastuzumabe. Outros fatores preditivos dirigidos aos tumores basais-símile, dentre outros, estão sendo intensamente pesquisados, mas ainda não estão validados para uso clínico rotineiro.

Receptores Hormonais

Os tumores com receptor de estrogênio (RE) negativo correlacionam-se com baixa diferenciação tumoral, alta taxa de proliferação celular e um prognóstico desfavorável. Pacientes com tumores RE-positivo têm uma sobrevida melhor que aqueles com tumores RE-negativo. O RE-positivo é preditor da resposta à terapia endócrina adjuvante, principalmente nas mulheres com menos de 50 anos. O receptor de progesterona (RP) apresenta um papel secundário como preditor prognóstico no câncer de mama. Pacientes com doença matastática apresentam melhor sobrevida quando o RP é positivo.

Her 2

É membro do receptor do fator de crescimento epidérmico (Erb B), da família de genes que codificam proteínas conhecidas como produtos ligados à superfície, as proteínas tirosina-quinases. Mutações ou excesso de produção dessas proteínas estimulam a divisão celular. Uma superexpressão do Her 2 pode ser detectada através da imuno-histoquímica. Os casos duvidosos devem ser reavaliados pelo método de Fish, que apresenta maior sensibilidade e especificidade. Vinte e cinco por cento dos tumores de mama são Her 2-positivos e relacionam-se com um prognóstico desfavorável. O Her 2 é preditor de resposta favorável ao tratamento com anticorpo monoclonal (trastuzumab).

Nas pacientes com axila negativa (N0) e RE-positivo, a terapia sistêmica baseia-se em informações prognósticas clássicas (tamanho do tumor, idade e grau histológico). Considerando apenas esses fatores, um número significativo de pacientes receberá quimioterapia e terá pouco ou nenhum benefício, exceto aquelas RE-positivo que receberam tamoxifeno.

Com o objetivo de identificar as pacientes com alto risco de recorrência da doença que deverão receber a quimioterapia, dois testes que avaliam múltiplos genes foram desenvolvidos e estão tendo seu uso aplicado: Oncotype DX e Mammaprint.

Oncotype DX

Teste de diagnóstico molecular, desenvolvido nos EUA, que analisa através da técnica de *microarray* de DNA a expressão de 21 genes em material do tumor fixado em parafina, e determina uma pontuação que classifica a paciente em baixo, médio ou alto risco de recorrência em 10 anos (Figura 11.1).

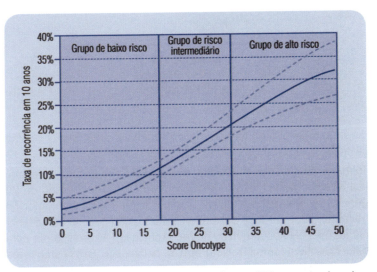

FIGURA 11.1. Taxa de recorrência em 10 anos *versus* Score Oncotype DX (www.oncotypedx.com).

As pacientes com pontuação até 20 possuem uma taxa de recorrência até 10% em 10 anos, com pontuação de 30 a taxa é de 20% e com pontuação de 50 a recorrência é superior a 30%.

A Sociedade Americana de Oncologia Clínica (ASCO) e a *National Comprehensive Cancer Network* (NCCN) recomendam a utilização do *Oncotype DX* em suas diretrizes, como opção para prever as pacientes com maior risco de recorrência e que seriam beneficiadas com a quimioterapia (QT) além da hormonoterapia (HT). Vários protocolos estão em andamento com o objetivo de validar a aplicabilidade do Oncotype DX. Destacamos o *Trial Assigning IndividuaLized Options for Treatment* (*Rx*) (*Taylor x*) do *National Cancer Institute* (NCI) (Figura 11.2).

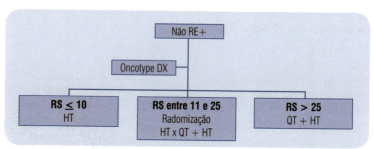

FIGURA 11.2. Desenho do estudo *Taylor x*.

Mammaprint

Teste de diagnóstico molecular, desenvolvido na Europa, que analisa através da técnica de *microarray* de DNA a expressão de 70 genes em material do tumor a fresco (o que é um limitador na utilização do método) e determina a pontuação que classifica a paciente em baixo ou alto risco de recorrência em 10 anos, tanto para pacientes N0 quanto N1. No grupo de baixo risco, 87% estão livres de recorrência em 10 anos contra 44% no grupo de alto risco.

Capítulo 12

Estadiamento do Câncer de Mama

■ Washington Cançado de Amorim

■ Leandro Cruz Ramires da Silva

Estadiamento é o processo utilizado para determinar extensão da disseminação do câncer no organismo. Conhecer o estadio da doença ajuda o médico a planejar o tratamento e determinar o prognóstico, além de proporcionar uma linguagem comum com a qual os médicos podem se comunicar sobre o caso de uma paciente. Conhecer o estadio é importante na identificação de ensaios clínicos, que podem ser adequados para uma determinada paciente. A *American Joint Committe on Cancer* (AJCC) propõem o estadiamento através do sistema T N M que está na sua 7ª edição.

Tumor Primário (T)

- TX: tumor de tamanho indeterminado (retirado em biópsia anterior sem registro).

- T0: sem evidência do tumor primário (carcinoma oculto da mama).

- Tis: carcinoma *in situ:*
  - Tis (DCIS): carcinoma ductal *in situ;*
  - Tis (LCIS): carcinoma lobular *in situ;*
  - Tis (Paget's): carcinoma de Paget do mamilo não associado a carcinoma invasor ou CDIS subjacente.

- T1: tumor ≤ 20 mm:
  - T1mi: tumor ≤ 1 mm;
  - T1a: tumor > 1 mm e ≤ 5 mm;
  - T1b: tumor > 5 mm e ≤ 10 mm;
  - T1c: tumor >10 mm e ≤ 20 mm.
- T2: tumor > 20 mm e ≤ 50 mm.
- T3: tumor > 50 mm.
- T4: tumor de qualquer tamanho aderido a pele e/ou a parede torácica (ulcerado ou com implantes de pele):
  - T4a: tumor que infiltra a parede torácica abaixo dos músculos peitorais;
  - T4b: tumor que infiltra a pele (úlceras, *peau d'orange* e implantes de pele);
  - T4c: T4a + T4b;
  - T4d: carcinoma inflamatório.

Linfonodos Regionais (N)
- NX: linfonodos axilares não identificáveis (retirados anteriormente sem registro)
- N0: linfonodos axilares negativos
- N1: linfonodos axilares ipsilaterais comprometidos móveis em níveis I e II de Berg
- N2: linfonodos axilares ipsilaterais comprometidos fixos ou agrupados em níveis I e II de Berg detectados clinicamente ou linfonodos comprometidos em cadeia mamária interna na ausência de metástases em linfonodos axilares:
  - N2a: linfonodos axilares ipsilaterais comprometidos fixos, agrupados ou fixos em outras estruturas axilares nos níveis I e II de Berg;

- N2b: linfonodos comprometidos em cadeia mamária interna na ausência de metástases em linfonodos axilares.

■ N3: linfonodos infra claviculares ipsilaterais (nível III) comprometidos na ausência de metástases em linfonodos axilares ou linfonodos comprometidos na cadeia mamaria interna associados à linfonodos axilares metastáticos ou linfonodos supra claviculares ipsilaterais metastáticos com ou sem metástases axilares ou na cadeia mamária interna:

- N3a: linfonodos infra claviculares ipsilaterais (nível III) comprometidos;
- N3b: linfonodos comprometidos na cadeia mamaria interna associados à linfonodos axilares metastáticos;
- N3c: linfonodos supra claviculares ipsilaterais metastáticos.

Anatomia Patológica (pN)

■ pNx: linfonodos regionais não avaliados (retirados anteriormente sem registro).

■ pN0: linfonodos regionais livres de metástases:

- pN0(i-): linfonodos regionais sem metástases histológicas com imunohistoquímica negativa para células malignas;
- pN0(I+): linfonodos regionais com células malignas isoladas ou micrometástases < 0,2 mm detectadas pela histologia ou imunohistoquímica ou até 200 células malignas por corte de tecido (células tumorais isoladas – CTI);
- pN0(mol-): linfonodos regionais sem metástases histológicas com estudo molecular negativo (RT – PCR) negativo para células malignas;
- pN0(mol+): células malignas detectadas somente pelo estudo molecular (RT – PCR) não detectadas pela histologia ou pela imunohistoquímica.

SÉRIE GUIAS DE BOLSO EM GINECOLOGIA E OBSTETRÍCIA

- **pN1**: micrometástases ou metástases em 1 a 3 linfonodos axilares e/ou linfonodos metastáticos na cadeia mamária interna com linfonodo sentinela metastático (metástases não detectadas clinicamente):
  - pN1mic: micrometástases maior que 0,2 mm e/ou maior que 200 células malignas por corte de tecido e menor que 2 mm;
  - pN1a: metástases em 1 a 3 linfonodos axilares maiores que 2 mm;
  - pN1b: metástases em linfonodos da cadeia mamária interna com micrometástases ou macrometástases detectadas em linfonodo sentinela não detectadas clinicamente;
  - pN1c: metástases em 1 a 3 linfonodos axilares e Metástases em linfonodos da cadeia mamária interna com micrometástases ou macrometástases detectadas em linfonodo sentinela não detectadas clinicamente.

- **pN2**: metástases em 4 a 9 linfonodos axilares ou linfonodos metastáticos detectados clinicamente em cadeia mamária interna na ausência de linfonodos axilares metastáticos:
  - pN2a: metástases em 4 a 9 linfonodos axilares maiores que 2 mm;
  - pN2b: linfonodos metastáticos detectados clinicamente em cadeia mamária interna na ausência de linfonodos axilares metastáticos.

- **pN3**: metástases em 10 ou mais linfonodos axilares ou linfonodos infraclaviculares metastáticos (nível III) ou linfonodos metastáticos detectados clinicamente na cadeia mamária interna na presença de metástases axilares em nível I e II ou mais de 3 linfonodos metastáticos em cadeia mamária interna com micrometástases ou macrometástases em linfonodo sentinela que não foram detectadas clinicamente ou metástases em linfonodos axilares supra claviculares ipsilaterais:

- pN3a: metástases em 10 ou mais linfonodos axilares ou linfonodos infraclaviculares metastáticos (nível III);
- pN3b: linfonodos metastáticos detectados clinicamente na cadeia mamária interna na presença de metástases axilares em nível I e II ou mais de 3 linfonodos metastáticos em cadeia mamária interna com micrometástases ou macrometástases em linfonodo sentinela que não foram detectadas clinicamente;
- pN3c: linfonodos axilares supra claviculares ipsilaterais.

Metástases à Distância (M)

- M0: sem evidencia clinica ou radiológica de metástases à distância.
  - cM0(I+): sem evidencia clinica ou radiológica de metástases à distância porém com detecção de células tumorais isoladas no sangue circulante ou na medula óssea em pacientes ou em grupamento de células menores que 0.2 mm detectada outro tecido além da área loco regional em pacientes assintomáticas.
- M1: com evidencia clínica ou radiológica de metástases à distancia ou detecção histológica de metástases maiores que 0,2 mm maior que 0,2 mm

Estadio Clínico/Grupos de Prognósticos

■ Estadio 0	Tis	N0	M0
■ Estadio IA	T1	N0	M0
■ Estadio IB	T0	N1mic	M0
	T1	N1mic	M0
■ Estadio IIA	T0	N1	M0
	T1	N1	M0
	T2	N0	M0

■ Estadio IIB	T2	N1	M0
	T3	N0	MO
■ Estadio IIIA	T0	N2	M0
	T1	N2	M0
	T2	N2	M0
	T3	N1	M0
	T3	N2	M0
■ Estadio IIIB	T4	N0	M0
	T4	N1	M0
	T4	N2	M0
■ Estadio IIIC	Qualquer T	N3	M0
■ Estadio IV	Qualquer T	Qualquer N	M1

Grau Histopatológico (G)

- GX: grau histopatológico impossível de ser determinado.
- G1: tumores bem diferenciados (favorável).
- G2: tumores moderadamente diferenciados.
- G3: tumores pouco diferenciados (desfavorável).

Tipos Histopatológicos

- Carcinomas *in situ:*
  - SOE: sem outras expecificações;
  - Intractal: CDIS;
  - Doença de Paget: sem infiltração subjacente;
  - Papilar: predominantemente micro-papilar (CDIS);
  - Tubular: CDIS;
  - Lobular: CLIS.

- Carcinomas invasivos:
  - SOE;
  - Ductal;
  - Inflamatório;
  - Medular SOE;
  - Medular com estroma linfoide mucinoso;
  - Lobular;
  - Doença de Paget com infiltração subjacente
  - Indiferenciado;
  - De células escamosas;
  - Adenoide cístico;
  - Secretor;
  - Cribiforme.

Capítulo 13

Câncer de Mama em Situações Especiais

■ Washington Cançado de Amorim
■ Leandro Cruz Ramires da Silva

Câncer de Mama na Mulher Idosa

No Brasil, a expectativa de vida para as mulheres é de 75 anos e a população acima de 70 anos, atualmente, ultrapassa os 4,5 milhões de mulheres, com previsão de crescimento para os próximos anos. Ao contrário do que se imaginava, a evolução clínica do câncer de mama parece ser semelhante em mulheres idosas, quando comparadas às mais jovens. Estudos prospectivos randomizados com nível I de evidência envolvendo pacientes com mais de 70 anos portadoras de câncer de mama são escassos. O diagnóstico precoce, através da mamografia, proporciona tratamentos menos agressivos. Portanto, a mamografia não deve ser negligenciada em idosas.

O tratamento cirúrgico é de baixa morbidade e mortalidade mesmo em pacientes idosas. Por outro lado, a presença de comorbidades, estado geral comprometido e limitada expectativa de vida são fatores que limitam o tratamento sistêmico e radioterápico nessas mulheres. Diante disso, as mulheres idosas estão mais

SÉRIE GUIAS DE BOLSO EM GINECOLOGIA E OBSTETRÍCIA

sujeitas ao subtratamento, com prejuízo para a sobrevida global e sobrevida livre de doença. Sempre que possível, a abordagem do câncer de mama nas mulheres acima de 70 deve respeitar os protocolos previamente estabelecidos para as mulheres mais jovens. A presença de comorbidades, o *perfomance status* e a expectativa de vida devem ser considerados para definição de um tratamento individualizado.

Diagnóstico

Rastreamento Mamográfico e Mamografia

■ *Pacientes idosas podem ser dispensadas do rastreamento mamográfico ou da mamografia?*

Está claro que o diagnóstico precoce, através da mamografia, proporciona tratamentos menos agressivos. Entretanto, ainda não existem estudos controlados que evidenciam uma redução de mortalidade por câncer de mama em mulheres acima de 70 anos submetidas a programa de rastreamento mamográfico. O fato é que mulheres acima de 75 anos fazem menos mamografias. Também têm menos acesso à mamografia, mulheres idosas com deficiência cognitiva. Quando as mulheres mais idosas foram submetidas à mamografia periódica, o estádio do diagnóstico foi semelhante ao encontrado em mulheres mais jovens submetidas a rastreamento. Uma vez realizada, a mamografia pode determinar que outras ferramentas diagnósticas sejam utilizadas: exames de imagem complementares, punções biópsias por agulha fina, *core biopsy*, mamotomias (guiadas ou não por mamografia ou ultrassom, agulhamentos de lesão não papável, *radioquided ocult lesion localization* (ROLL) e biópsias a céu aberto. Muitas destas intervenções agregam morbidades em pacientes idosas que geralmente já possuem a saúde comprometida. A escolha do melhor método complementar de diagnóstico deve ser avaliada individualmente.

Vinte por cento das neoplasias malignas detectadas pela mamografia são carcinoma ductal *in situ* (CDIS) e a maioria desses tumores não evolui para carcinoma invasor e, portanto, não teria a capacidade de modificar a sobrevida. Até hoje, não sabemos quais CDIS irão evoluir para um tumor invasor. Um número expressivo de tratamentos realizados para CDIS só contribuiu para um aumento na morbidade, já que muitos desses tumores jamais proporcionariam uma redução na sobrevida ou um aumento da mortalidade.

Pacientes com idade igual ou superior a 70 anos e que apresentam déficit cognitivo avançado, comorbidades importantes ou expectativa de vida inferior a 5 anos devem ser desaconselhadas quanto à mamografia de rotina e ao rastreamento mamográfico. Em pacientes idosas com exame clínico mamário normal, capazes de compreender os riscos e benefícios ou contam com um familiar ou tutor responsável, a mamografia de rotina e o rastreamento devem ser indicados após clara apresentação dos riscos e benefícios. A decisão é sempre da paciente e de sua família (Figura 13.1).

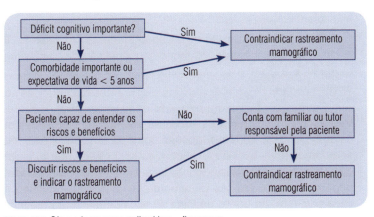

FIGURA 13.1. Câncer de mama na mulher idosa – fluxograma.

Tratamento

Cirurgia

■ *Pacientes idosas devem ser operadas conservadoramente?*

A indicação da técnica cirúrgica mais adequada está diretamente relacionada com a apresentação da doença, e não com a idade da paciente. As cirurgias mamárias são procedimentos de baixa morbidade e mortalidade menor ainda. O tratamento cirúrgico é fundamental no controle do câncer de mama e, na maioria das vezes, é a primeira modalidade de intervenção terapêutica que, para algumas idosas, pode ser a única. Uma avaliação clínica geriátrica pré-operatória com controle rigoroso de comorbidades é prioritária antes da cirurgia. A visita pré-anestésica é útil para que o anestesiologista possa se informar do caso previamente e planejar a anestesia a ser utilizada. O acompanhamento do clínico durante a internação hospitalar contribui para uma tranquila evolução pós-operatória. Pacientes acima de 70 anos, *performance status* ECOG 0, 1 ou 2 com comorbidades controladas e expectativa de vida superior a 5 anos devem ser operadas conforme os protocolos de consenso, da mesma maneira que as pacientes mais jovens.

O esvaziamento axilar envolvendo somente os níveis I e II de Berg ou a exérese do linfonodo-sentinela são de baixíssima morbidade e podem ser realizados com tranquilidade em pacientes idosas.

Cirurgia conservadora e mastectomia proporcionam sobrevida igual em mulheres de todas as idades com tumores em estágios iniciais. Portanto, opções como excisão local com ou sem tamoxifeno, excisão local com ou sem esvaziamento axilar ou linfonodo-sentinela ou excisão local com ou sem radioterapia podem ser consideradas de acordo com a individualização de cada paciente, do ponto de vista de risco-benefício e presença de comorbidades.

Pacientes idosas manifestam menos interesse na reconstrução mamária, quando comparadas com mulheres mais jovens. Procedimentos de reconstrução mais complexos, como o uso de retalhos miocutâneos, devem ser contraindicados devido a elevada morbidade e maior tempo de recuperação. O uso de expansores e próteses de silicone é mais simples e apresenta menos morbidade, podendo ser oferecido e realizado em casos selecionados.

Radioterapia

- *A radioterapia pode ser omitida no tratamento de mulheres idosas?*

Os poucos estudos na literatura sobre o papel da radioterapia em pacientes idosas apontam para a necessidade do seu uso de maneira semelhante ao realizado em mulheres mais jovens. A radioterapia tem papel fundamental no controle local da doença, contribuindo efetivamente na redução da taxa de recidiva local. Na maioria dos casos, a recidiva local é a primeira manifestação de recorrência da doença e acontece logo nos primeiros meses ou anos após o tratamento cirúrgico. Portanto, se a expectativa de vida de idosas, após o tratamento para câncer de mama, é superior a 2 anos, a radioterapia não deve ser omitida.

Para idosas portadoras de câncer de mama em estádio inicial com axila clinicamente negativa e margens de ressecção livres, somente a cirurgia conservadora seguida de tamoxifeno sem radioterapia é um tratamento seguro.

Normalmente a radioterapia é bem tolerada, desde que sejam respeitados os limites da dose total e seu fracionamento. Um planejamento correto e a utilização de equipamentos adequados são essenciais para a baixa morbidade. O fracionamento da dose em aplicações diárias durante 5 semanas pode ser um

entrave no tratamento de idosas com dificuldade de deslocamento, principalmente para aquelas que residem longe do centro de tratamento. Mudanças no fracionamento da dose com
o objetivo de reduzir o período de tempo do tratamento, novas
técnicas de radiação parcial da mama como a radioterapia pe-
roperatória e a utilização do Mammosite® podem ser benéficos
para idosas com dificuldade de deslocamento.

Quimioterapia

■ *Pacientes idosas podem ser dispensadas do tratamento sistêmico?*

O tratamento sistêmico está condicionado à situação clinica da
paciente. Antes de se tomar qualquer decisão sobre o tratamento sistêmico, uma avaliação geriátrica abrangente, considerando
o papel das comorbidades e seus efeitos na expectativa de vida,
deve ser realizada.

De maneira geral, idosas toleram mal a quimioterapia, em
comparação com mulheres mais novas, devido à redução pro-
gressiva da função de órgãos e sistemas associada à presença
de comorbidades relacionadas à idade. Por esta razão, mulheres
com mais de 70 anos foram excluídas ou sub-representadas na
maioria dos estudos sobre o tratamento sistêmico do câncer de
mama e acabaram recebendo tratamentos inadequados ou não
testados para essa população.

Mulheres portadoras de câncer de mama associado a três
comorbidades importantes têm 20 vezes mais chances de mor-
rer de outra causa que não o câncer de mama. Diabetes, cardiopatias, acidente vascular cerebral, insuficiência renal, doenças
hepáticas, tumor maligno anterior e tabagismo são significativos
na predição de mortalidade precoce em mulheres portadoras
de câncer de mama. A idade exerce influência direta na farma-

cocinética. Absorção, distribuição, metabolismo e excreção de fármacos são prejudicados. A idade como fator único não pode ser determinante na escolha do esquema quimioterápico.

O trastuzumabe tem baixa morbidade e pode ser usado em pacientes idosas selecionadas com Her 2-positivo.

Hormonoterapia

A presença de receptores hormonais de estrogênio (RE) e progesterona (RP), simultaneamente positivos, aumenta com a idade. A hormonoterapia com tamoxifeno ou inibidores da aromatase pode ser o único tratamento sistêmico de escolha após tumorectomia nas mulheres idosas, com RE-positivo e saúde comprometida por comorbidades importantes.

Orientações Importantes

Basicamente, pacientes com mais de 70 anos que têm uma expectativa de vida superior à expectativa de vida para o seu câncer de mama sem tratamento devem receber o tratamento padrão para, potencialmente, prolongar sua sobrevivência. A presença da família ou de algum tutor responsável, além de um suporte de assistência social adequado é importante desde a fase do diagnóstico até o controle de seguimento das pacientes idosas. Todo procedimento a ser realizado deverá ser explicado com clareza para a paciente e seus familiares, incluindo riscos e benefícios; a responsabilidade de cada agente deve ser definida anteriormente e a assinatura de consentimento pós-informado é essencial.

Independentemente do grau de comprometimento da saúde ou da limitada expectativa de vida, a preservação da dignidade do indivíduo deve ser considerada, mesmo que seja somente através de um procedimento cirúrgico simples, com fins higiênicos.

Câncer de Mama na Mulher Jovem

Segundo dados do INCA (Instituto Nacional do Câncer), o diagnóstico de câncer de mama em mulheres abaixo de 40 anos cresceu de 3% para 17% em todos os casos nos últimos anos. São consideradas de alto risco por terem uma maior frequência de fatores de mau prognóstico e, apesar disso, há uma tendência a tratamentos mais conservadores do que em mulheres mais idosas. Quanto mais jovem for a paciente, maior será a frequência de mutações em BRCA1 e BRCA2. A própria história familiar, com câncer de mama em parentes de primeiro grau (mãe, irmã ou filha) abaixo de 40 anos, constitui um fator de risco elevado para câncer de mama em mulheres de qualquer idade.

Diagnóstico

Rastreamento Mamográfico

- *Pacientes jovens, abaixo de 40 anos, podem participar de rastreamento mamográfico?*

  O rastreamento mamográfico é prática absolutamente recomendável para mulheres acima de 50 anos, porém não existe um consenso se esse rastreamento deva começar aos 40 anos, e nem sobre a periodicidade da mamografia, se anual ou bianual, apesar da incidência crescente do câncer de mama em mulheres jovens. Alguns poucos centros realizam o rastreamento a partir de 35 anos, sem um respaldo adequado da literatura. Portanto, o diagnóstico precoce em mulheres abaixo dos 40 anos está relacionado com a frequência que a paciente realiza o autoexame das suas próprias mamas, o que deve ser incentivado a partir de 20 anos.

Tratamento

Cirurgia

A indicação da técnica cirúrgica mais adequada está diretamente relacionada com a apresentação da doença, e não com a idade da paciente. Técnicas oncoplásticas são uma boa opção, pois além de atender aos princípios da cirurgia oncológica, proporcionam um melhor resultado estético, que é muito mais almejado em mulheres jovens. Cirurgia conservadora e mastectomia proporcionam sobrevida igual em mulheres de todas as idades com tumores em estágios iniciais, porém em mulheres jovens um seguimento semestral deve ser mais rigoroso, devido ao maior período do risco de recidiva.

Radioterapia

O tratamento radioterápico também está relacionado às características da doença e não à idade da paciente. Mudanças no fracionamento da dose com o objetivo de reduzir o período de tempo do tratamento, novas técnicas de radiação parcial da mama, como a radioterapia intraoperatória e a utilização do Mammosite® podem ser aplicados para casos avaliados individualmente.

Quimioterapia

Assim como na mulher idosa, a idade como fator único não pode ser determinante na escolha do esquema quimioterápico. O tratamento sistêmico estará relacionado ás características da doença, tais como: estadiamento, tipo e grau histológico e informações imuno-histoquímicas. As mulheres mais jovens toleram melhor os efeitos colaterais de tratamentos quimioterápicos mais agressivos. O trastuzumabe tem baixa morbidade e deve ser usado em pacientes jovens com Her 2-positivo; ainda não existe um consenso sobre até quando esse tratamento deva ser continuado, além de 12 meses.

Hormonoterapia

Tratamentos hormonais com tamoxifeno ou ooforectomia são menos tolerados. Os inibidores da aromatase não devem ser indicados de maneira geral para pacientes jovens.

Orientações Importantes

Gravidez Futura

Em pacientes jovens com câncer de mama e diagnóstico prévio de mutação em BRCA1 e BRCA2 com prole constituída, deve-se discutir a possibilidade de ooforectomia, pois além de ser um tratamento hormonal eficaz, funciona como profilático para o câncer de ovário, muito mais comum nessas mulheres. Nas pacientes sem prole constituída após tratamento eficaz para câncer de mama e livres de doença por um período mínimo de 2 anos, deve-se discutir a gravidez, com ooforectomia posterior.

Como a esterilidade decorrente da quimioterapia é comum, técnicas que visam preservar a fertilidade, tais como congelamento de óvulos e tecido ovariano, devem ser consideradas. O mais importante é que haja a integração da equipe responsável pelo tratamento oncológico com um especialista em reprodução assistida, alinhados com o desejo da paciente em ter filhos.

Prognóstico

Devido à agressividade da doença decorrente da presença de fatores de mau prognóstico, a sobrevida geral e sobrevida livre de doença tendem a ser piores em mulheres jovens. Por isso, o seguimento deve ser mais rigoroso e mais longo.

Câncer de Mama associado à Gravidez

O câncer de mama é o câncer mais comum em mulheres grávidas e até 1 ano pós-parto, ocorrendo em cerca de 1 em 3.000 até 1 em 10.000 mulheres grávidas nos EUA. Corresponde a 0,2 a 3,8% dos casos de câncer de mama. A idade média das pacientes está entre 32 e 38 anos. As mulheres optam, hoje em dia, por ter a primeira gestação mais tarde, e por isso a incidência do câncer de mama durante a gravidez tem aumentado.

A evolução da doença é semelhante à que acontece na paciente não grávida pareada por idade e estádio, e quando surge no pós-parto, determina abordagem e tratamento semelhantes aos de não grávidas. A manifestação clínica mais comum é a presença de nódulo ou área dominante que, caso persista por mais de 2 semanas, deve ser investigada. O ingurgitamento mamário, durante a gravidez e lactação, pode dificultar o diagnóstico de nódulos mamários e isso pode levar a um atraso no diagnóstico. Esses atrasos são frequentes, com uma média de 5 a 15 meses a partir do início dos sintomas.

Diagnóstico

O autoexame e o exame clínico das mamas devem ser incentivados e realizados no período pré-natal. Na presença de um nódulo ou área suspeita, a mamografia e a ultrassonografia podem ser utilizadas. Com a proteção apropriada, a mamografia apresenta baixo risco de exposição à radiação para o feto, que recebe uma dose estimada de 0,4 mrads.

A sensibilidade da mamografia nesse período é de 78%, com um elevado índice de falso-negativo, portanto uma biópsia é essencial para o diagnóstico de nódulo palpável suspeito. A ressonância nuclear magnética (RNM) não é recomendada devido a:

- alto custo;
- incapacidade de detectar microcalcificações;
- incerteza com relação ao efeitos da exposição do feto a campos magnéticos intensos e ao gadolínio.

O diagnóstico pode ser facilmente realizado através de:

- PAAF;
- *core biopsy;*
- biópsia excisional sob anestesia local.

As alterações do parênquima mamário durante a gravidez e lactação são causas importantes de diagnósticos falso-positivos. A comunicação com o patologista é essencial nessa situação.

Quando a pesquisa dos receptores hormonais for realizada por radioisótopos ligantes, o resultado pode ser falso-negativo nas gestantes e isso se deve a uma ligação competitiva do estrogênio em níveis elevados, na gestação. A imuno-histoquímica mostra positividade semelhante dos receptores hormonais entre grávidas e não grávidas. A sobrevida global de mulheres grávidas com câncer de mama pode ser pior do que em mulheres não grávidas em todas as fases, devido ao diagnóstico tardio.

> Interrupção da gravidez não demonstrou ter qualquer efeito benéfico sobre a evolução do câncer de mama e não pode ser considerada como uma opção terapêutica.

Tratamento

Cirurgia

A mastectomia pode ser o tratamento de escolha. Tratamentos conservadores podem ser utilizados, porém levam a maior morbidade local, devido ao elevado índice de fístulas e infecções no pós-operatório. A pesquisa do linfonodo-sentinela em gestantes expõe ao feto radiações desprezíveis, até 0,43 mrads. Riscos e benefícios devem ser avaliados individualmente.

Radioterapia

Está contraindicada durante a gravidez.

Quimioterapia

Sempre que possível, deve-se adiar a quimioterapia para após o parto. Quando isso não for possível, a quimioterapia é mais segura quando aplicada nos 2º e 3º trimestres de gestação com esquemas clássicos (AC ou FAC).

No 1º trimestre da gestação, a quimioterapia está associada a um elevado índice de abortamento e malformações congênitas, o que contraindica o tratamento.

Nos 2º e 3º trimestres, a quimioterapia pode estar relacionada com:

- parto prematuro;
- baixo peso ao nascer;
- alopecia;
- neutropenia no recém-nascido.

A quimioterapia está contraindicada durante a lactação, devido aos níveis elevados de quimioterápicos no leite materno.

Hormonoterapia

O uso do tamoxifeno durante a gestação ainda é controverso e, na falta de estudos com alto índice de evidência, deve ser evitado.

Gravidez Subsequente ao Tratamento para Câncer de Mama

Não existe evidência que uma gravidez, após tratamento oncológico para câncer de mama, possa exercer alguma influência negativa quanto à sobrevida e ao prognóstico. A decisão de uma nova gestação considera os aspectos sociais, familiares, econômicos, religiosos e psicossociais de cada paciente.

A maioria das pacientes com elevado risco para recidiva recebe tratamento quimioterápico, o que induz a infertilidade. Em centros especializados, os oócitos podem ser armazenados sob congelamento para uma futura gestação, assim como a fertilização *in vitro* é considerada. Uma nova gravidez é desaconselhada nos 3 anos subsequentes ao término do tratamento primário, devido ao risco de recidiva.

Orientações Importantes

A abordagem terapêutica é individualizada e deve ser discutida abertamente com a gestante. A decisão sobre o tratamento deve ser tomada em comum acordo. Gestantes com tumores em estádios avançados e gravidez no primeiro trimestre podem optar pela interrupção, devido ao alto risco de morte materno-fetal e ainda à possibilidade de início precoce do tratamento. Caso a gestação esteja no último trimestre, a antecipação do parto pode ser indicada. Os casos com tumores em estádios iniciais, sem comprometimento axilar importante, podem aguardar o final da gestação para início do tratamento. As gestantes portadoras de câncer de mama que optaram pela não interrupção da gravidez devem ser acompanhadas mensalmente, para avaliação da progressão da doença. Diante de uma evolução rápida deverá haver nova avaliação.

Doença da Paget (Carcinoma de Paget)

Descrita em 1874 por Sir James Paget, caracteriza-se por alteração unilateral da aréola e do mamilo semelhante a uma lesão eczematoide, e raramente envolve a pele da mama. Histologicamente, observa-se a presença de células claras com núcleos vesiculares grandes e proeminentes, conhecidas como células de Paget. A incidência está entre 1 e 4% de todos os tumores malignos da mama. A maioria das pacientes diagnosticadas com doença de Paget do mamilo possui mais de 50 anos de idade. Raros casos foram diagnosticados em pacientes jovens. A idade média no diagnóstico é 62 anos para mulheres e 69 para homens, que são acometidos rarissimamente (Figura 13.2).

Mais de 95% dos casos com doença de Paget do mamilo estão associados a câncer de mama subjacente, *in situ* ou invasor. Pode apresentar descarga mamilar serosa e/ou serossanguinolenta, principalmente nos estágios mais avançados. Prurido, hipersensibilidade, vermelhidão, eczema, descamação, sangramento, espessamento areolar e ulceração que evoluiu para a destruição do mamilo, tornam a lesão altamente suspeita.

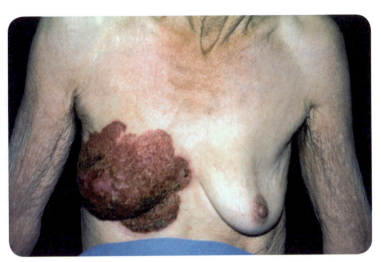

FIGURA 13.2. Carcinoma de Paget.

Diagnóstico

Na maioria das vezes é clinico, mas depende de biópsia incisional em cunha da área acometida para confirmação diagnóstica.

Tratamento

Cirurgia

O tratamento conservador, respeitados os princípios oncológicos de margem e os princípios estéticos, poderá ser realizado com sucesso. Uma excisão alargada é fundamental e uma boa parte de parênquima subjacente deve ser removida. A aréola e o mamilo não poderão ser preservados. Nos casos que apresentam nódulos ou massas suspeitas e sem contiguidade com a aréola e o mamilo suprajacente, a mastectomia radical modificada deverá ser realizada.

Radioterapia

A radioterapia adjuvante está indicada para todos os casos tratados conservadoramente. Nas pacientes submetidas à mastectomia, a indicação da radioterapia adjuvante está relacionada às características da doença subjacente associada.

Quimioterapia

O tratamento adjuvante com quimioterapia está diretamente relacionado com a presença do tumor subjacente.

Hormonoterapia

O tratamento adjuvante com hormonoterapia está diretamente relacionado com a presença do tumor subjacente.

Orientações Importantes

Diagnóstico diferencial com dermatites, eczemas, papilomas intracanaliculares, inversão de mamilo, lesão penfigoide, carcinoma escamoso e melanoma deve ser realizado. A imuno-histoquímica é útil no diagnóstico diferencial, pois pode identificar receptores hormonais e CEA nas células tumorais, o que exclui melanoma. Na dúvida em relação ao eczema, um tratamento de prova com creme de dexametasona tópico por 7 a 14 dias pode ser realizado. Caso ocorra desparecimento da lesão, indicar controle com 30 dias. Caso haja persistência da lesão, indicar biópsia incisional.

O prognóstico está intimamente relacionado à presença ou não de lesão invasiva subjacente. Caso não sejam observadas alterações mamográficas, tumores ou massas na mama, o prognóstico é bastante favorável.

Carcinoma Inflamatório de Mama

O carcinoma inflamatório da mama (CIM) é caracterizado e definido pela presença de células malignas nos linfáticos subdérmicos. Apresenta-se, geralmente, como uma lesão extensa associada a vermelhidão, edema importante, calor e espessamento da pele na forma de couraça, conhecido como *peau d'orange* (casca de laranja). É um tumor raro, 1 a 5% dos casos de câncer de mama, de evolução rápida e agressiva. Num período de semanas a poucos meses, uma sensação de peso, dor, queimação, hipersensibilidade e inversão do mamilo são relatados pelas pacientes com CIM. Acomete mulheres mais jovens do que observadas nos outros casos de tumores malignos não inflamatórios da mama. Mulheres de descendência afro-americana são mais acometidas do que mulheres brancas. Pode ocorrer em homens, porém numa faixa etária mais avançada do que nas mulheres. História familiar positiva para câncer de mama é comum.

Diagnóstico

A mamografia e a ultrassonografia mamária são utilizadas como auxiliares no diagnóstico. O mesmo é confirmado por uma biópsia cirúrgica incisional, que envolve um fragmento de pele onde são detectadas as células neoplásicas na luz de vasos linfáticos subdérmicos. O estádio clínico no diagnóstico é IIIB ou IV, com importante acometimento axilar.

Tratamento

Cirurgia

A mastectomia radical modificada com dissecção axilar é o tratamento de escolha. Pacientes com tumores localmente avançados, com extensa área de pele comprometida por contiguidade ou por implantes satélites, devem ser submetidas a tratamento quimioterápico neoadjuvante, que tem como objetivo transformar um quadro inoperável em operável.

Radioterapia

A radioterapia adjuvante é sempre indicada.

Quimioterapia

Nos casos inoperáveis, a quimioterapia neoadjuvante se impõe como primeira escolha. O tratamento quimioterápico deve contemplar esquemas agressivos para a doença. Trastuzumab deve ser administrado em todos os casos Her 2-positivo.

Hormonoterapia

Na maior parte dos casos, o RE é negativo. O tamoxifeno ou inibidores da aromatase estão indicados para os casos RE-positivos.

Orientações Importantes

Devido à rápida evolução, prognóstico reservado e exuberância da sintomatologia, o tratamento deve ser prontamente iniciado por equipe multidisciplinar experiente, e deve contar com terapia de apoio psicossocial. Após 1 ano, 67% dos casos desenvolvem metástases à distância e até 36% dos casos já apresentam metástases à época do diagnóstico. A sobrevida média em 5 anos

GUIA DE BOLSO DE MASTOLOGIA **137**

está entre 25 e 50% e é pior do que os outros tumores malignos não inflamatórios da mama. Tumores triplo-negativos (RE, RP e Her 2-negativos) estão presentes em até 18% dos casos, o que confere um prognóstico ainda pior.

Câncer de Mama no Homem

O câncer de mama no homem tem incidência menor que 1% de todos os tumores malignos do homem e menor que 1% de todos os tumores de mama. Devido à baixa incidência, o câncer de mama masculina é pouco estudado. Os princípios de diagnóstico e tratamento são determinados com base em estudos realizados em mulheres. Observa-se um aumento de 50% na incidência nos últimos 15 anos. A média de idade, no momento do diagnóstico, é entre 58 e 63 anos.

- Situações de alto risco:
  - níveis elevados de estrogênio associados a distúrbios da relação estrogênio-androgênio;
  - síndrome de Klienefelter;
  - irradiação do tórax para tratamento da doença de Hodgkin;
  - obesidade;
  - história familiar de câncer de mama;
  - etilismo;
  - disfunções hepáticas;
  - trauma testicular;
  - ablação gonadal (na mulher funciona como fator protetor).

A ginecomastia está relacionada a vários casos, mas parece não exercer influência no risco de uma maneira isolada. Alterações genéticas são raras e, quando observadas, estão mais relacionadas com a mutação em BRCA2.

O perfil da doença é semelhante àquele encontrado nas mulheres, mas tende a apresentar-se em estádio e idade mais avançados, por localizar-se sempre na região central (região subareolar).

Diagnóstico

Presença de nódulo indolor retroareolar, podendo estar ou não ulcerado e associado a comprometimento axilar em mais de 30% dos casos. O diagnóstico é feito nos estádios III e IV, na maioria dos casos.

- Tumores classificados como T4c (aderidos à pele e à parede do tórax) são mais frequentes:
  - alterações do mamilo em 20%;
  - descarga mamilar em 14%;
  - dor mamária em 4%.
- Carcinoma ductal invasor representa 80% dos casos:
  - carcinoma ductal *in situ* associado é encontrado em 5 a 10%.
- O carcinoma inflamatório e a doença de Paget do mamilo têm sido observados em homens.
- O carcinoma lobular *in situ* não é observado em homens.

Tratamento
Cirurgia

A mastectomia radical modificada com dissecção axilar é o tratamento de escolha devido à sua localização central e seu estádio precocemente avançado. Em pacientes com diagnóstico de tumores *in situ* e/ou com tumores invasores com a axila clinicamente negativa, a pesquisa do linfonodo-sentinela pode ser considerada.

Radioterapia

Como na maioria das vezes o diagnóstico é tardio com alto índice de recidiva local, a radioterapia adjuvante é sempre indicada.

Quimioterapia

As mesmas condições que determinam a utilização de quimioterapia para mulheres são utilizadas para escolha do tratamento em homens. O tratamento quimioterápico é semelhante por estádio. Nos casos inoperáveis, a quimioterapia neoadjuvante se impõe como primeira escolha. A maioria dos casos é Her 2-negativa.

Hormonoterapia

Na maioria dos casos, o receptor de estrogênio é positivo, o que favorece a terapia com tamoxifeno.

Orientações Importantes

Quando comparado com mulheres, o prognóstico é semelhante em relação ao estadiamento e à idade. De maneira geral, os homens têm menor sobrevida devido ao diagnóstico mais tardio, presença de comorbidades e menor expectativa de vida da população masculina em relação à feminina.

Carcinoma Oculto da Mama Apresentando-se como Massa Axilar

O câncer de mama pode se apresentar com metástases axilares sem tumor clínica e radiologicamente detectável. A incidência que varia entre 0,3 a 0,8%. Nos últimos 50 anos, aproximadamente 300 casos foram descritos.

A adenopatia axilar benigna é a forma mais comum de massa axilar palpável. O linfoma é a apresentação maligna mais comum que acomete a axila sem alterações na mama. Em se tratando de carcinoma, a paciente é classificada em T0 N1 M0 estádio II e seu tratamento está fundamentado como qualquer paciente desse estágio.

Tratamento

A mastectomia com esvaziamento axilar radical é o método mais utilizado, seguido pela quimioterapia.

O tratamento conservador para esse grupo específico de pacientes tem sido realizado. Realiza-se o esvaziamento axilar completo e somente radioterapia na mama, reservando-se a mastectomia para os casos de tumores recorrentes, sem prejuízo para a sobrevida. O tratamento sistêmico estará relacionado ás características da doença, tais como estadiamento e informações imuno--histoquímicas pesquisadas nos linfonodos acometidos.

Orientações Importantes

A sobrevida total destas pacientes não difere muito da sobrevida das pacientes com a mesma quantidade de linfonodos axilares envolvidos com o tumor primário conhecido.

Capítulo 14

Tratamento Cirúrgico do Câncer de Mama

■ Washington Cançado de Amorim

O termo mastectomia radical modificada se refere aos procedimentos que incluem a remoção da mama e dos linfonodos axilares, preservando-se o músculo peitoral maior ou ambos os músculos peitorais. Não há diferença na sobrevida entre eles. O câncer invasor da mama é doença sistêmica na maioria das vezes, portanto, o tratamento cirúrgico tem como objetivo o controle locorregional da doença. A escolha do melhor tratamento cirúrgico baseia-se na ressecção adequada do tumor mamário com margens livres, na preservação da capacidade funcional e preocupação com resultados estéticos.

Cirurgia Conservadora

Cirurgia conservadora baseia-se na ressecção segmentar (quadrantectomia) e no esvaziamento axilar, seguidos de radioterapia. Os resultados quanto à sobrevida são equivalentes aos da mastectomia.

■ *Tumorectomia:* retirada em bloco do tumor com margem de 1 cm de tecido normal da mama.

- *Quadrantectomia:* retirada do tumor com margens e o setor correspondente à árvore ductal (ou segmento da mama), incluindo a pele sobre o tumor e a fáscia do peitoral maior correspondente à área dissecada (Figuras 14.1 a 14.3).

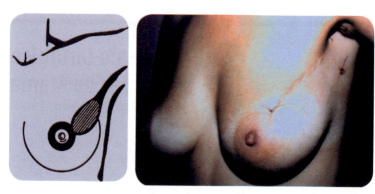

FIGURA 14.1. Cirurgia conservadora do QSL.

Indicação

A cirurgia conservadora está indicada no câncer operável, estádios I e II quando a relação entre o tamanho tumoral com margens a serem ressecadas e o tamanho da mama permitir um bom resultado estético, resultado esse no qual se fundamenta a cirurgia conservadora. São pré-requisitos à sua realização o exame clínico rigoroso para estadiamento apropriado e a avaliação radiológica da mama nos últimos 3 meses, para determinação de multicentricidade, doença na mama contralateral e tamanho tumoral. O estudo histopatológico deverá ser preferencialmente realizado antes do tratamento cirúrgico definitivo. É importante também a avaliação das expectativas da paciente.

GUIA DE BOLSO DE MASTOLOGIA **143**

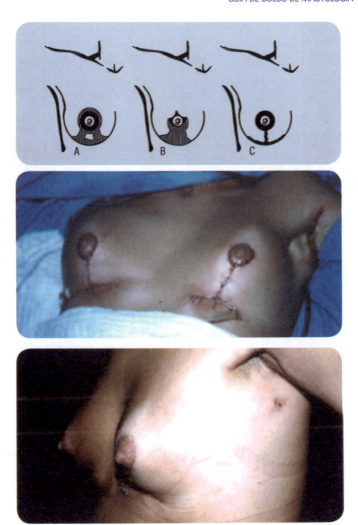

FIGURA 14.2. Cirurgia conservadora da junção dos quadrantes inferiores.

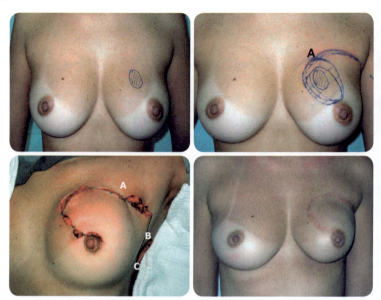

FIGURA 14.3. Cirurgia conservadora do QSM (retalho bilobulado, de Tostes e cols.).

Contraindicações

A maior contraindicação é a impossibilidade de se obter um resultado cirúrgico satisfatório.

Absolutas

- Multicentricidade: presença de dois ou mais tumores em diferentes quadrantes da mama.
- Microcalcificações suspeitas de malignidade em extensa área da mama.
- Gravidez, exceto no terceiro trimestre, quando a cirurgia conservadora poderá ser seguida de radioterapia após o parto.

- Margens positivas após ressecção do tumor, quando a reintervenção não indicar um resultado estético favorável.
- Doenças do colágeno: esclerodermia e lúpus eritematoso sistêmico, pelo resultado estético desfavorável após radioterapia. Por outro lado, não há contraindicação na presença de artrite reumatoide.
- Radioterapia prévia da mama, quando a dose administrada anteriormente somada à necessária ao tratamento superar a dose total, portanto, excessiva.

Relativas

- Relação entre o tamanho da mama e o tumor impossibilitando o tratamento conservador com resultado estético satisfatório.

Técnica Cirúrgica

- Planejamento pré-operatório de acordo com a localização tumoral.
- Ressecção com margens.
- Deve-se obter margens negativas para carcinoma invasor. A ressecção deve ser considerada na presença de componente intraductal extenso, antes do tratamento radioterápico.

Exérese do Linfonodo-Sentinela

Um linfonodo-sentinela (LS) é o primeiro linfonodo em que o câncer de células tende a se disseminar, a partir do tumor primário. Pode ser retirado com auxílio da marcação pré- cirúrgica, através da injeção de albumina coloidal marcada com ^{99m}Tc, que se concentra no linfonodo e é detectada com utilização de sonda (*probe*) (Figura 14.4).

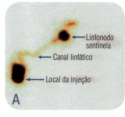
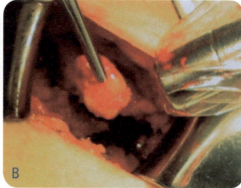

FIGURA 14.4. A. Linfocintilografia mamária. B. Exérese do linfonodo-sentinela.

Dissecção Axilar

O número de linfonodos axilares comprometidos ainda é um dos fatores prognósticos mais importantes. Pacientes com metástases axilares clinicamente detectadas ou com linfonodo-sentinela comprometido devem ser submetidas a linfadenectomia axilar (Figura 14.5). Além de essencial para o estadiamento clínico-patológico a linfadenectomia axilar impede a recorrência axilar, que possui alta morbidade e difícil solução.

Cirurgia Radical

Mastectomia Radical a Halsted

A cirurgia radical (Halsted, 1984) raramente tem indicação na atualidade. Na presença de infiltração do músculo peitoral maior ou abertura da sua fáscia durante a biópsia, é mais indicado ressecar parte do músculo para se obter margens negativas.

Mastectomia Radical Modificada a Patey

Envolve a preservação do músculo peitoral maior.

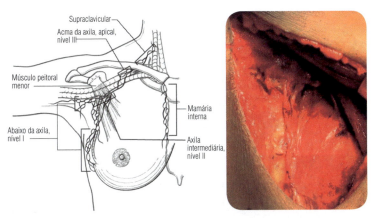

Figura 14.5 – Linfadenectomia axilar.

Mastectomia Radical Modificada a Madden

Envolve a preservação dos músculos peitoral maior e peitoral menor (Figura 14.6).

Mastectomia Simples

Exérese de toda a glândula mamária sem abordagem axilar.

- Indicações das mastectomias:
  1. impossibilidade de cirurgia conservadora, especialmente em tumores maiores que 3 ou 4 cm, considerando a relação tamanho tumor/mama para obtenção de resultado estético adequado;
  2. impossibilidade de tratamento adjuvante ou do acompanhamento necessário após cirurgia conservadora;
  3. tumores multicêntricos, independentemente do seu tamanho;

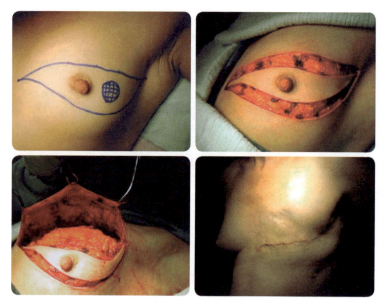

FIGURA 14.6. Mastectomia a Madden.

4. pacientes com contraindicação para radioterapia (colagenoses);
5. recusa da paciente à cirurgia conservadora;
6. cirurgia paliativa (mastectomia realizada com fins higiênicos).

Tratamento Cirúrgico após Tratamento Quimioterápico Neoadjuvante

A observação de que a quimioterapia neoadjuvante em doença localmente avançada leva à redução do tamanho tumoral de no mínimo 50% na maioria dos casos, levou a estudos em estádios I e II para possibilitar a cirurgia conservadora. O tratamento quimioterápico reduz a indicação para mastectomia, mas não tem qualquer impacto na sobrevida. A quimioterapia pré-operatória aumenta a possibilidade de cirurgia conservadora, mas a maior dificuldade está em se determinar a extensão de tumor ou tecido mamário a ser ressecado.

A realização do tratamento conservador como rotina, neste grupo, não está bem determinada. O aumento do risco de recorrência local da doença deverá ser discutido com a paciente.

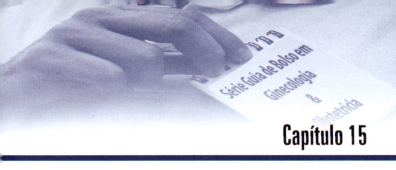

Capítulo 15

Tratamento Sistêmico Adjuvante, Neoadjuvante, Hormonoterápico e Paliativo do Câncer de Mama

■ Rodrigo Cunha Guimarães

O tratamento sistêmico adjuvante deve ser avaliado em todas as pacientes que tenham sido submetidas a tratamento cirúrgico de câncer de mama em estádios iniciais. Deve-se levar em consideração o risco de recidiva e o subtipo de câncer de mama.

Hormonoterapia Adjuvante

Todas as pacientes portadoras de tumores considerados responsivos à quimioterapia (receptor de estrogênio $\geq 1\%$) devem receber terapia endócrina adjuvante (Tabela 15.1).

Tabela 15.1
Terapia Endócrina Adjuvante

Menopausa	Esquema
Pré	Tamoxifeno isoladamente, 20 mg/dia, durante 5 anos
Pós	Tamoxifeno, 20 mg/dia, por 2 ou 3 anos, seguido de inibidor da aromatase por mais 2 ou 3 anos. Total de 5 anos

Tamoxifeno

Liga-se competitivamente aos receptores estrogênicos das células tumorais, produzindo complexo nuclear que diminui a síntese de DNA. Tem efeito citostático, pois induz as células a se acumularem em G0 e G1. Droga utilizada tanto em pacientes na pré-menopausa como naquelas na pós-menopausa. O tamoxifeno é contraindicado em pacientes com história de eventos tromboembólicos.

Inibidores da Aromatase

Os inibidores de aromatase disponíveis são o anastrozol, na dose de 1 mg/dia, o letrozol, na dose de 2,5 mg por dia, e o examestane, na dose de 25 mg por dia.

- Efeitos colaterais comuns da hormonoterapia:
  - fogachos;
  - secura vaginal e corrimento vaginal;
  - irregularidades menstruais;
  - retenção de fluidos e edema periférico;
  - exacerbação tumoral pode ocorrer até 2 semanas após o início do tratamento. Podem ocorrer dor óssea, retenção urinária e compressão medular;
  - prurido e urticária;
  - trombose venosa profunda, tromboflebite e embolia pulmonar;
  - elevação de triglicérides;
  - osteopenia;
  - mialgia;
  - artralgia.
- Controle:
  - suplementação de cálcio e vitamina-D;
  - densitometria óssea anual devido ao risco aumentado de desenvolvimento de osteoporose.

Quimioterapia Adjuvante

A quimioterapia adjuvante é recomendada caso exista uma redução relevante do risco estimado de recorrência e óbito, devido aos potenciais eventos adversos.

Indicações

Pacientes portadoras de tumores que não expressam receptores de estrogênio e de progesterona (não responsivas à hormonoterapia). Pacientes portadoras de tumores responsivos à quimioterapia, mas que apresentem fatores de risco aumentados para recaída, podem ser tratadas com a quimioterapia seguida pela hormonoterapia.

- São considerados fatores de alto risco para recaída:
  - ausência de expressão de receptores hormonais;
  - grau histológico III;
  - presença de linfonodos positivos;
  - presença de invasão perivascular extensa;
  - tumores maiores que 5 cm;
  - superexpressão de HER-2.

Esquemas

Antraciclinas (Doxorrubicina e Epirrubicina)

- Indicadas para a maioria das pacientes, especialmente para aquelas com tumores HER2-positivos.
- Contraindicações:
  - cardiopatias;
  - hipertensão arterial grave;
  - idade avançada.

Nesses casos o uso de ciclofosfamida, metotrexate e fluorouracil (CMF) é apropriado.

Taxanos em Adição às Antraciclinas

Indicados em pacientes com tumores de alto risco com receptores hormonais negativos ou HER2-positivos.

- Para mulheres com menos de 50 anos, a poliquimioterapia reduz o risco anual de recidiva da doença em 37% e de morte por câncer de mama em 30%. Isso se traduz em uma melhora de 10% absoluto na sobrevida de 15 anos.
- Para as mulheres com idade entre 50 e 69 anos, o risco anual de recaída reduziu de 19% e de óbito, de 12%. Isso se traduziu em um ganho de 3% absoluto na sobrevida de 15 anos.

- A redução cumulativa em 15 anos na mortalidade de 6 meses de um regime com antraciclinas (fluorouracil, doxorrubicina e ciclofosfamida [FAC] ou fluorouracil, epirrubicina, ciclofosfamida [FEC]).
- Redução cumulativa de 38% em mulheres até 50 anos.
- Redução cumulativa de 20% naquelas com idade entre 50 a 60 anos.

- Poucas mulheres com mais de 70 anos foram estudas e as conclusões específicas não puderam ser alcançadas.

Trastuzumabe

Utilizado em pacientes com tumores que expressam HER2, subtipo de câncer de mama mais agressivo e com maior risco de recidiva. O uso do trastuzumabe, anticorpo monoclonal anti-HER2, é recomendado no tratamento neoadjuvante do câncer de mama, em pacientes com tumores maiores do que 1 cm ou com metástases em linfonodos axilares. O tratamento é feito por 1 ano.

Não é recomendado o uso do trastuzumabe concomitante ao uso de quimioterapia com antraciclinas, devido ao aumento da cardiotoxicidade

Quimioterapia Neoadjuvante

Quimioterapia sistêmica neoadjuvante é indicada para pacientes com câncer de mama localmente avançado (estádios IIIA-IIIB), incluindo câncer de mama inflamatório e para cânceres de mama operáveis, a fim de reduzir o tamanho do tumor e permitir a realização de tratamento cirúrgico conservador.

Antes da realização da quimioterapia neoadjuvante, a realização de biópsia por agulha grossa (*core biopsy*) é essencial. Estadiamento com exames de imagem devem ser feitos para se diagnosticar a presença de metástases à distância (cintilografia óssea de corpo inteiro, tomografias de tórax e abdome total).

Indicações

- Câncer de mama localmente avançado (estádios IIIA-III-B), incluindo câncer de mama inflamatório.
- Cânceres de mama operáveis, a fim de reduzir o tamanho do tumor e permitir a realização de tratamento cirúrgico conservador.

A hormonoterapia não está estabelecida como tratamento neoajuvante do câncer de mama.

Esquemas mais Utilizados

- AC: doxorrubicina 60 mg/m² + ciclofosfamida 600 mg/m² a cada 21 dias por quatro ciclos.
- FAC: fluorouracil 500 mg/m² + doxorrubicina 50 mg/m² + ciclofosfamida 500 mg/m² a cada 21 dias por seis ciclos.
- FEC: fluorouracil 500 mg/m² + epirrubicina 100 mg/m² + ciclofosfamida 500 mg/m² a cada 21 dias por seis ciclos.
- CMF: ciclofosfamida 600 mg/m² + methotrexate 40 mg/m² + fluorouracil 500 mg/m² nos dias 1 e 8, a cada 28 dias, por seis ciclos.
- AC-T: doxorrubicina 60 mg/m² + ciclofosfamida 600 mg/m² a cada 21 dias por quatro ciclos, seguido por paclitaxel 80 mg/m² semanalmente, por 12 semanas.
- FEC-D: fluorouracil 500 mg/m² + epirrubicina 100 mg/m² + ciclofosfamida 500 mg/m² a cada 21 dias por três ciclos, seguidos por docetaxel 75 mg/m² a cada 21 dias por três ciclos.

O uso de fator estimulador do crescimento de granulócitos (G-CSF) está indicado em pacientes que apresentarem neutropenia febril, como complicação grave, após algum ciclo de quimioterapia.

Eventos Adversos mais Frequentes

Antraciclinas (Doxorrubicina e Epirrubicina)

- Inibem a síntese de DNA e de RNA através da inibição da enzima topoisomerase II:
  - mielossupressão. Leucopenia é mais comum do que anemia e plaquetopenia;
  - náusea e vômitos;
  - mucosite e diarreia;

- cardiotoxicidade;
- cardiotoxicidade aguda: geralmente ocorre após 2 a 3 dias da infusão, podendo ocorrer arritmias, pericardite e/ou miocardite. São, na maioria dos casos, transitórias e assintomáticas;
- cardiotoxicidade crônica: risco de ocorrência aumenta quando a dose cumulativa excede 450 mg/m^2 e/ou em pacientes com cardiopatia prévia ou idosos;
- tromboflebite química e necrose tecidual se ocorrer extravasamento no local da infusão;
- alopecia;
- coloração vermelha da urina 1 a 2 dias após a infusão;
- hiperpigmentação das unhas e, raramente, urticária.

Taxanes

Exercem efeitos citotóxicos nos microtúbulos e nas suas subunidades proteicas, os dímeros de tubulina, e promovem a estabilização dos microtúbulos, inibindo o desmonte destes. Estabilizando os microtúbulos, a mitose é inibida. A divisão celular também é afetada nas fases G2 e M do ciclo celular

Paclitaxel

- Reações de hipersensibilidade ocorrem em até 40% dos pacientes. Para prevenção, é necessário aplicar, 30 minutos antes da infusão, dexametasona 20 mg, difenidramina e ranitidina por via endovenosa. Pode ocorrer *rash* cutâneo, hipotensão, eritema, dispneia e broncoespasmo.
- Mielossupresssão.
- Alopecia.
- Neuropatia sensória, dose-dependente. São fatores de risco doenças preexistentes, tais como diabetes *mellitus*.

- Mucosite e diarreia.
- Onicólise.
- Elevação de transaminases, bilirrubinas e fosfatase alcalina.

Docetaxel

- Mucosite e diarreia.
- Mielossupressão.
- Síndrome de retenção de fluidos, com ganho de peso, edema periférico, derrame pleural e ascite:
  - para reduzir a ocorrência e severidade da retenção de fluidos, deve-se utilizar dexametasona 8 mg BID no dia anterior à quimioterapia e no dia seguinte, quando realizada aplicação do docetaxel a cada 21 dias. Quando for utilizado o docetaxel uma vez por semana, utilizar dexametasona 20 mg no dia da infusão.
- Reações de hipersensibilidade: para prevenção, é necessário realizar pré-medicação 30 minutos antes da infusão com dexametasona 20 mg, difenidramina e ranitidina por via endovenosa. Podem ocorrer *rash* cutâneo, hipotensão, eritema, dispneia e broncoespasmo.
- Astenia e fadiga.
- Alterações de provas de função hepática.

Fluorouracil

- Mielossupressão.
- Mucosite e diarreia.
- Blefarite e conjuntivite.
- Fotossensibilidade, hiperpigmentação de pele, ressecamento de pele.

- Gosto metálico.
- Síndrome mão-pé (eritrodisestesia palmo-plantar).
- Toxicidade neurológica (raramente observada): ataxia cerebelar, sonolência, confusão mental.

Ciclofosfamida

Sua ação citotóxica deve-se principalmente ao entrecruzamento da cadeia de DNA e RNA, assim como à inibição da síntese de proteínas.

- Mielossupressão.
- Cistite hemorrágica. Para prevenção, deve ser feita hidratação venosa.
- Náuseas e vômitos.
- Imunossupressão.
- Amenorreia.
- Alopecia.

> - Risco aumentado de ocorrência de neoplasias secundárias:
>   - leucemia mieloide aguda e câncer de bexiga.

Metotrexate

- Mielossupressão.
- Mucosite.
- Irregularidade menstrual.
- Pneumonite.
- Neurotoxicidade (rara).
- Elevação de provas de função hepática.

Trastuzumabe

- *Rash* cutâneo.
- Síndrome mão-pé (descamação das faces palmar e plantar).
- Cardiotoxicidade importante (pacientes deverão ser submetidas à ecocardiografia antes e em 3, 6, 12 e 18 meses após o início da medicação).

Doença Metastática

O tratamento sistêmico do câncer de mama metastático tem intenção paliativa, devendo-se individualizar o tratamento de acordo com as características do tumor e condições clínicas da paciente. A hormonoterapia paliativa é o tratamento inicial de escolha em pacientes com tumores hormônio-sensíveis.

- São fatores favoráveis à utilização da hormonoterapia paliativa:
  - expressão de receptores de estrogênio-RE (hormonoterapia contraindicada em pacientes com receptores hormonais negativos);
  - predomínio de acometimento de partes moles, linfonodos e ossos;
  - intervalo livre de recaída pós-tratamento cirúrgico > 1 ano;
  - ausência de crise visceral (metástases hepáticas e cerebrais, linfangite carcinomatosa);
  - estado geral precário, com contraindicação relativa à quimioterapia;
  - pacientes idosas;
  - tumores HER2-negativos.

Hormonoterapia Paliativa

Tamoxifeno

Utilizado tanto em pacientes na pré-menopausa como aquelas na pós-menopausa. Nas primeiras com doença metastática, a castração cirúrgica (ooforectomia) ou química (análogos LHRH) associada ao tamoxifeno permite ganho na sobrevida livre de progressão, quando comparada ao tamoxifeno isolado.

Inibidores de Aromatase

Uso exclusivo em pacientes na pós-menopausa. O anastrozol e o letrozol são inibidores não esteroidais da aromatase. São utilizados como tratamento inicial ou quando ocorre progressão após o uso do tamoxifeno.

O exemestane, inibidor esteroidal da aromatase, pode ser usado como tratamento inicial ou após progressão da doença com o uso do anastrozol ou letrozol.

- Potenciais eventos adversos dos inibidores da aromatase:
  - astenia;
  - náusea leve;
  - fogachos (ocorrem em cerca de 10% das pacientes);
  - edema periférico;
  - pele seca;
  - mialgia e artralgia;
  - cefaleia.

Fulvestranto

Substância que age como supressora do receptor de estrogênio. Indicada em pacientes na pós-menopausa, após progressão da doença em uso de tamoxifeno e de inibidor da aromatase. É administrada via intramuscular, na dose de uma ampola de 250 mg a cada 4 semanas.

SÉRIE GUIAS DE BOLSO EM GINECOLOGIA E OBSTETRÍCIA

- Potenciais eventos adversos:
  - dor leve e inflamação no local da injeção;
  - cefaleia;
  - fogachos.

Quimioterapia Paliativa

- São fatores favoráveis à utilização da quimioterapia paliativa:
  - tumores com receptores hormonais negativos;
  - predomínio de acometimento visceral;
  - intervalo livre de recaída pós-tratamento cirúrgico < 1 ano;
  - presença de crise visceral (metástases hepáticas e cerebrais, linfangite carcinomatosa);
  - pacientes jovens;
  - tumores HER2-positivos.
- Esquemas mais utilizados:
  - Monoquimioterapia (pacientes sem crise visceral):
    - paclitaxel: 80 mg/m² nos dias 1,8 e 15, a cada 28 dias;
    - capecitabina: 2.000 mg/m² do primeiro ao 14º dia, em duas doses diárias. Descansar 7 dias e reiniciar o tratamento. A capecitabina deve ser tomada logo após as refeições.
  - Poliquimioterapia:
    - AC: doxorrubicina 60 mg/m² + ciclofosfamida 600 mg/m² a cada 21 dias por quatro ciclos;
    - FAC: fluorouracil 500 mg/m² + doxorrubicina 50 mg/m² + ciclofosfamida 500 mg/m² a cada 21 dias por seis ciclos;
    - FEC: fluorouracil 500 mg/m² + epirrubicina 100 mg/m² + ciclofosfamida 500 mg/m² a cada 21 dias por seis ciclos;

- CMF: ciclofosfamida 600 mg/m^2 + methotrexate 40 mg/m^2 + fluorouracil 500 mg/m^2 nos dias 1 e 8 , a cada 28 dias, por seis ciclos;

- AC-T: doxorrubicina 60 mg/m^2 + ciclofosfamida 600 mg/m^2 a cada 21 dias por 4 ciclos, seguido por paclitaxel 80 mg/m^2 semanalmente, por 12 semanas;

- FEC-D: fluorouracil 500 mg/m^2 + epirrubicina 100 mg/m^2 + ciclofosfamida 500 mg/m^2 a cada 21 dias por 3 ciclos, seguidos por docetaxel 75 mg/m^2 a cada 21 dias por três ciclos;

- gemcitabina + cisplatina: gemcitabina 800 mg/m^2 + cisplatina 30 mg/m^2 nos dias 1 e 8, a cada 28 dias;

- gemcitabina + paclitaxel: pacliataxel 175 mg/m^2 no dia 1 e gemcitabina 800 mg/m^2 nos dias 1 e 8, a cada 21 dias.

- *Trastuzumabe:* não deve ser utilizado em concomitância à quimioterapia com antraciclinas. Pode causar cardiopatia. Deve ser considerado descontinuar o uso do trastuzumabe caso ocorra redução da fração de ejeção do ventrículo esquerdo.

- *Lapatinibe:* substância inibidora da tirosina-quinase que atua na via de transdução de sinal do receptor E.

Aprovado para o uso em conjunto com a capecitabina em pacientes que tenham apresentado progressão da doença após o uso do trastuzumabe.

- Potenciais eventos adversos da combinação capecitabina + lapatinibe:
  - diarreia;
  - síndrome mão-pé;
  - mucosite;
  - mielossupressão.

Capítulo 16

Tratamento Radioterápico Adjuvante e Paliativo do Câncer de Mama

■ Marcus Castilho

Radioterapia no Câncer de Mama

A radioterapia é o tratamento que utiliza radiação ionizante para lesar partes celulares indispensáveis à multiplicação celular dos tumores. Ao causar lesão no DNA tumoral, a radiação induz a apoptose ou a morte celular durante a mitose, desta forma o efeito não é imediato. O fracionamento da dose de radiação se presta a permitir que células normais se regenerem, e permitir que tumores mais hipo-oxigenados se reoxigenem e tornem-se mais sensíveis à radiação. Além disto, células que se encontram mais resistentes à radiação devido à fase do ciclo celular podem migrar para fases mais sensíveis.

Por estes motivos, aplicações com doses menores de radiação/dia necessitam de um número maior de frações para atingir o mesmo efeito biológico que doses maiores/dia e menor número de frações. Por exemplo, 25 frações de 200 cGy (dose total de 5.000 cGy) provavelmente têm o mesmo efeito sobre carcinoma de mama que 16 frações de 270 cGy (dose total de 4.320 cGy).

Indicações

Carcinoma Ductal In Situ (CDIS)

A radioterapia adjuvante é indicada para todas as pacientes submetidas a tratamento conservador da mama, podendo ser omitida em pacientes que teriam pequeno benefício absoluto (pacientes idosas com tumores menores que 5 mm, unifocais, de baixo grau e retirado com margens livres).

- Dose: 5.000 cGy (dose/dia 180-200 cGy) em toda a mama acometida.

Estádios I a IIB

A radioterapia adjuvante está indicada para todas as pacientes submetidas a tratamento conservador. Devem ser excluídas as pacientes acima de 70 anos portadoras de tumores menores que 20 mm, com axila pN0, baixo grau histológico, ausência de invasão vascular e linfática e usuárias de hormonoterapia.

Em mulheres mastectomizadas, portadoras de tumores pT1 ou pT2 com axila pN0 ou pN1a, deve-se considerar a radioterapia para aquelas com fatores de alto risco para recidiva local (tumores de alto grau histológico, invasão vascular e/ou linfática e pacientes abaixo de 35 anos). E ainda, para aquelas que não forem submetidas à hormonoterapia ou quimioterapia por algum motivo (contraindicação clínica ou recusa).

- Dose: 5.000 cGy (dose/dia 180-200 cGy) em toda a mama acometida, com complemento sobre o leito tumoral (*Boost*): 900-1.600 cGy.

- Dose alternativa: (Hipofracionamento) 4.320 cGy (dose/dia 270 cGy) em toda a mama acometida, com complemento sobre o leito tumoral (*Boost*): 810 cGy.

Doença Invasiva Localmente Avançada (IIB a III)

Pacientes Submetidas a Tratamento Conservador

A radioterapia adjuvante está indicada para todas as pacientes submetidas a tratamento conservador, com ou sem QT neoadjuvante.

Pacientes Submetidas à Mastectomia

- A radioterapia adjuvante está indicada:
  - nas portadoras de tumores pT3, pT4 com qualquer pN, ou portadoras de tumores pT1 a pT2, pN2 ou naquelas com PT (qualquer) pN2 ou pN3, extravasamento capsular linfonodal, margens positivas;
  - nas portadoras de tumores pT1ou pT2 com axila pN0 ou pN1a com fatores de risco alto para recidiva local (tumores de alto grau histológico, invasão vascular e/ou linfática e pacientes abaixo de 35 anos). E ainda, para aquelas que não forem submetidas a hormonoterapia ou quimioterapia por algum motivo (contraindicação clínica ou recusa). Dose a ser aplicada na mama: 5.000 cGy (dose/dia 180-200 cGy) em toda a mama acometida, com complemento sobre o leito tumoral (*Boost*): 900-1.600 cGy;
  - nas pacientes portadoras de qualquer pT com quatro ou mais linfonodos acometidos (pN2a ou mais) ou pN1a associado a extravasamento da cápsula linfonodal ou com invasão vascular ou linfática. Dose a ser aplicada nas fossas supra e infraclaviculares: 4.500 a 5.000 cGy (dose/dia 180-200cGy).

Radioterapia Parcial Acelerada de Mama

Consiste na aplicação de doses altas de radioterapia concentradas em um período curto, tratando somente o leito operatório (em vez de toda a mama, como nas técnicas convencionais de RT). As indicações variam conforme as sociedades de radioterapia (Tabela 16.1).

Pode ser aplicada com elétrons durante a cirurgia (RT intraoperatória com elétrons), ou após o resultado anatomopatológico, na forma de braquiterapia intersticial, ou com cateter-balão (Mammosite), ou ainda com RT "conformacional" tridimensional (C3D). O esquema intraoperatório geralmente consiste em 2.000 cGy em dose única e o esquema pós-operatório, geralmente em dez frações de 340 cGy, duas vezes ao dia (dose total 3.400 cGy).

Complicações e seus Tratamentos

Dermatites Actínicas (Complicações Agudas)

- Eritema com prurido e descamação seca: cremes com corticoides e antifúngicos tópicos. Cremes hidratantes, evitar exposição ao sol.
- Descamação úmida focal (geralmente do sulco inframamário e região axilar dentro do campo de RT): limpeza frequente, bacitracina e curativo com gaze. Proteção de atrito entre o sutiã e a pele.
- Descamação úmida confluente ou focal intensa: interrupção temporária da RT, curativo com gel de hidrocoloide. Antibióticos orais em caso de infecção.

Complicações Tardias

- Comprometimento cosmético focal (edema, fibrose, telangiectasia): corticoide oral 2-3 meses, vitamina E 500 mg BID com pentoxifilina 400 mg BID 3-6 meses, oxigênio terapia hiperbárica, mastectomia corretora.
- Plexopatia braquial: corticoide oral 2-3 meses, modulador de dor neuropática por tempo indeterminado (amitriptilina 25 mg MID ou gabapentina 300 mg BID).

Tabela 16.1
Critérios de Indicação de Radioterapia Parcial da Mama

	ABS	ASBS	ACRO	GEC - ESTRO		ASTRO	
				Adequado	Possível	Adequado	Cauteloso
Idade	≥ 50 anos	≥ 45 anos	≥ 45 anos	> 50 anos	> 40-50	≥ 60 anos	50 a 59 anos
Diagnóstico	CDI unifocal	CDI/CDIS	CDI/CDIS	CDI	CDI/CLI/CDIS	CDI	CDIS/CDI ≤ 3 cm*
Tamanho tumoral	≤ 3 cm	≤ 3 cm	≤ 3 cm	≤ 3 cm	≤ 3 cm	≤ 2 cm	2,1 a 3,0 cm
Margens livres	Negativa	Negativa	Negativa	> 2 mm	< 2 mm	> 2 mm	< 2 mm
Status axilar	N0	N0	N0	N0	pN1mic	pN0(i-,I+)	

* Com componente intraductal extenso.

Legendas: ABS: *American Brachytherapy Society*. ASBS: *American Society of Breast Surgeons*. ACRO: *American College of Radiation Oncology*. GEC-ESTRO: *Groupe Européen de Curiethérapie-European Society of Therapeutic Radiation and Oncology*. ASTRO: *American Society of Therapeutic Radiation and Oncology*.

Radioterapia Paliativa no Câncer de Mama
Metástase em Sistema Nervoso Central

As metástases podem ser únicas ou múltiplas, podem se apresentar de forma isolada (com o tumor primário controlado) ou combinadas às metástases em outros órgãos ou, ainda, com o tumor primário em atividade. Podem ainda se apresentar em paciente assintomática ou em paciente oligossintomática com bom estado geral ou em paciente muito sintomática e com estado geral comprometido. Cada uma destas situações tem impacto na conduta a ser tomada.

- Conduta:
  - apenas de RT em crânio total;
  - RT em crânio total após cirurgia e exérese da lesão metastática;
  - RT em crânio total associada à radiocirurgia da lesão metastática;
  - radiocirurgia isolada.

Radiocirurgia

Consiste na aplicação de radiação em dose única e alta (para fração isolada). É procedimento de alto custo, no qual é realizada RNM 24 h antes do procedimento, seguida pela colocação de um halo fixado à tábua craniana. Realiza-se tomografia de planejamento, seguida de planejamento médico e pelo físico nuclear. Finalmente, aplica-se a dose prescrita (1.500-2.400 cGy em dose única).

- O tratamento de metástases no sistema nervoso central através de radiocirurgia depende:
  - do número de lesões intraparenquimatosas presentes à RNM (menos de quatro lesões e menores que 3-4 cm de diâmetro);

GUIA DE BOLSO DE MASTOLOGIA   **171**

- da localização fora do tronco e de vias ópticas;
- da ausência de metástases em pulmões, fígado ou peritonio;
- de o tumor primário estar controlado;
- do bom estado geral da paciente;
- do bom estado neurológico.

■ Medidas gerais:
- é necessário o uso de corticoide sistêmico antes ou durante o tratamento (dexametasona 4 mg VO, três a quatro vezes ao dia);
- uso de anticonvulsivantes temporariamente, se necessário.

No início do tratamento a metástase pode exibir uma reação inflamatória, com aumento transitório do edema e piora da compressão sobre o parênquima encefálico. A radiocirurgia pode ser, ainda, utilizada na primeira abordagem ou como resgate de falha ao tratamento prévio.

■ Metástase única:
- cirurgia e RT de crânio total 3.000-4.000 cGy (dez a 20 frações) e resgate com radiocirurgia, se necessário, no decorrer do acompanhamento;
- RT de crânio total 3.000-4.000 cGy (dez a 20 frações) associada a radiocirurgia com 1.500-2.400 cGy (dose única);
- radiocirurgia isolada com 1.800-2.400 cGy e resgate com RT de crânio total, se necessário, no decorrer do acompanhamento (abordagem menos usada).

■ *Metástases múltiplas* (menos de quatro lesões) e menores que 3 cm:
- RT de crânio total 3.000-4.000 cGy (dez a 20 frações) e resgate com radiocirurgia se necessário no decorrer do acompanhamento;

- RT de crânio total 3.000-4.000 cGy (dez a 20 frações) associada a radiocirurgia com 1.500-2.400 cGy (dose única em cada lesão);
- radiocirurgia isolada com 1.800-2.400 cGy e resgate com RT de crânio total, se necessário, no decorrer do acompanhamento (controverso).

■ *Metástases múltiplas* (mais de quatro lesões) e/ou maiores que 3 cm e/ou estado geral comprometido e/ou tumor primário em atividade e/ou metástases em pulmões, fígado ou peritônio:

- RT crânio total 3.000-4.000 cGy (dez a 20 frações) e resgate com radiocirurgia, se necessário, no decorrer do acompanhamento.

Metástase Óssea

A RT em metástases ósseas deve ser utilizada em casos de dor óssea secundária ou em casos de comprometimento importante do segmento ósseo pela metástase, em locais que causariam comprometimento importante da qualidade de vida da paciente, caso progredissem para fratura. Por exemplo, vértebras, pelo risco de desabamento, com compressão medular importante e ossos de sustentação do esqueleto.

É fundamental que a RT seja baseada em exames de imagem recentes, tais como a cintilografia óssea associada à radiografia simples ou, preferencialmente, a tomografia computadorizada ou RNM do local, pela possível presença de massa tumoral de partes moles a ser incluída no campo de RT.

■ Medidas gerais:

- caso coexista compressão do saco medular, iniciar corticoide oral pré-RT (geralmente dexametasona 4 mg TID ou QID);
- é recomendável a avaliação do ortopedista antes do início do tratamento das metástases, com fragmentação óssea de vér-

tebras (a RT não resolve sintomas decorrentes de compressão por fragmentos ósseos intrarraquianos);

- pacientes com compressão em um único local da medula podem se beneficiar da descompressão cirúrgica seguida de RT adjuvante. A aplicação deve englobar os locais de fixação do corpo vertebral juntamente com a haste.

- Doses:
  - 3.000-2.000 cGy (cinco a dez frações). Em casos de pacientes com estado geral comprometido, podem ser utilizados 800 cGy (em dose única). O tempo de duração desse esquema é menor.

Capítulo 17

Reconstrução Mamária Pós-Tratamento Cirúrgico do Câncer de Mama

■ Rodrigo Otávio Gontijo Tostes
■ João Carlos Cisneiros Guedes de Andrade Jr.

Reconstrução Pós-Tratamento Radical

Introdução

As mamas se constituem no principal símbolo da feminilidade da mulher, nas mais variadas culturas e civilizações. Essa consciência tornou a reconstrução mamária parte integrante do tratamento do câncer localmente avançado da mama, numa tentativa de preservar ou restabelecer o equilíbrio psicoemocional da mulher. É parte integrante do tratamento multidisciplinar do câncer da mama.

A escolha da técnica a ser empregada na reconstrução mamária demanda avaliação minuciosa das condições gerais da paciente, bem como de algumas particularidades da sequela torácica e das possíveis áreas doadoras para a confecção dos retalhos a serem utilizados. A observação criteriosa desses dados fará indicar o procedimento que melhor se aplica a cada caso em especial.

Esclarecimento à Paciente (Tabela 17.1)

1. Limites da reconstrução:
   - Informar às pacientes a importância do tratamento adequado da doença, bem como do resultado esperado com a reconstrução indicada, evitando falsas expectativas.
2. A reconstrução mamária, por si, não dificultaria o diagnóstico de recorrência do tumor:
   - Algumas pacientes ainda abdicam da reconstrução imediata com medo do tratamento inadequado do tumor ou devido aos riscos de recidiva.

Indicações

1. *Sempre indicado:* toda mulher que foi ou será submetida à ressecção tumoral pelo tratamento conservador ou radical, tem indicação de reconstrução da mama, principalmente considerando-se a importância da qualidade de vida e não apenas o tempo de sobrevida. O momento da reconstrução torna-se fator importante no resultado final, visto que observamos resultados estéticos superiores nas pacientes submetidas a reconstrução imediata.

Contraindicações

1. Recusa da paciente a ser submetida à reconstrução (absoluta):
   - Para a reconstrução mamária, é de fundamental importância o consentimento e principalmente a participação da paciente ao longo de todo o tratamento, e em especial na escolha do tempo e tipo de reconstrução, pois não há a obrigatoriedade do tratamento reconstrutivo.
2. Doenças sistêmicas graves (relativa):
   - Diabetes *mellitus*, hipertensão arterial sistêmica, insuficiência renal crônica, outras.

3. Tabagismo (relativa):
   - O tabagismo crônico é fator de risco para insucesso na realização de procedimentos baseados em retalhos, bem como aumenta a incidência de complicações clínicas respiratórias e tromboembólicas.
4. Gravidez (controverso):
   - Aguardar o final da gestação para tratamento.

Tipos de Reconstruções

1. Cronologicamente, o uso dos implantes de silicone antecedeu o emprego dos retalhos como modalidade de reconstrução mamária. Para a indicação de próteses e expansores, entretanto, as ressecções cutâneas necessitam ser mais conservadoras, e os músculos peitorais devem ser preservados. Na mastectomia radical não existe tecido remanescente para o revestimento dos implantes, sendo necessário, nesses casos, o aporte de tecidos à distância, como o retalho do grande dorsal ou do reto abdominal.
2. A realização prévia ou indicação futura de radioterapia também deve ser levada em consideração por ocasião da escolha da técnica reconstrutiva, devido ao seu efeito dificultador, principalmente nos casos com indicação de uso de materiais aloplásticos. A chance de complicações é maior em pacientes irradiadas, bem como os resultados estéticos são menos satisfatórios.

Reconstrução com Materiais Aloplásticos

- Quando comparada com a reconstrução com tecidos autógenos, tem a vantagem de ser mais simples tecnicamente, apresentar menor tempo de recuperação pós-operatória, além da ausência de cicatrizes adicionais de área doadora.

1. Implantes mamários de silicone:
   - Indicados quando há um remanescente cutâneo que permita o adequado fechamento da ferida operatória sem tensão, com um implante de tamanho adequado para aquela reconstrução, bem como suficiente cobertura muscular.
   - Apresenta a vantagem de, a princípio, não necessitar de outro tempo cirúrgico para troca do implante.
2. Expansores teciduais clássicos:
   - Indicados quando o remanescente de pele não é suficiente para acomodar um implante de tamanho adequado para aquela reconstrução.
   - São necessárias sessões consecutivas de expansão no pós-operatório através de válvula própria até se atingir o volume adequado, e posterior substituição por implante de silicone definitivo.
3. Expansores teciduais definitivos:
   - Considerados, talvez, o padrão-ouro atual para a reconstrução mamária com aloplásticos, consistem em dispositivos parcialmente preenchidos por silicone gel (20 a 50%), e com uma proporção expansível através de válvula própria.
   - Apresentam a vantagem de dispensarem a troca por implante definitivo, bem como permitem a manipulação posterior do volume da mama reconstruída nos casos em que não se retira a válvula.
4. Retalho do músculo grande dorsal associado a implante mamário de silicone:
   - Pode ser necessária a associação de implantes mamários de silicone às reconstruções com o retalho do músculo grande dorsal, para se atingir o volume necessário na mama reconstruída.

Reconstrução com Tecido Autógeno

- Apresenta sua melhor indicação nos casos de grandes ressecções da parede torácica, quando não dispomos de excedente cutâneo adequado, bem como de cobertura muscular para implantes ou expansores.

- Apresenta resultados mais naturais quando a reconstrução é realizada com tecido autógeno.

- Como desvantagens, citamos o maior tempo e complexidade cirúrgica dos procedimentos, bem como a criação de cicatrizes nas áreas doadoras dos retalhos.

1. Retalho do músculo grande dorsal:
   - Originalmente descrito por Tanzini (1896), rotação ao tórax anterior de ilha de pele e músculo grande dorsal subjacente, baseados na artéria toracodorsal.
   - Geralmente necessita de um implante mamário para complementação do volume.

2. Retalho transverso musculocutâneo do reto abdominal (*TRAM flap*) (Figura 17.1):
   - Após publicação inicial de Hartrampf (1982), tornou-se técnica muito popular, pois permite reconstrução mamária natural, sem utilização de próteses e, ao mesmo tempo, a cicatriz abdominal é baixa, muito similar à de uma abdominoplastia.
   - Consiste na reconstrução mamária através da rotação de retalho dermogorduroso do abdome inferior, baseado nas artérias epigástricas, podendo ser monopediculado ou bipediculado, com liberação muscular dos retos abdominais.

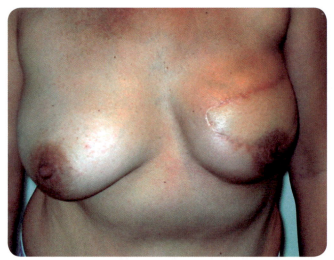

FIGURA 17.1. Reconstrução pelo TRAM.

Complicações

Reconstrução com Materiais Aloplásticos

1. Infecção:
   - Tratamento com antibioticoterapia e drenagem cirúrgica, se indicado. Caso necessário, retirar o implante ou expansor.
2. Deiscência de ferida:
   - Poderá ser novamente suturada ou aguardar a cicatrização por segunda intenção com correção posterior, caso não ocorra exposição do implante ou expansor.
3. Extrusão do implante:
   - Em pequenas exposições, diagnosticadas rapidamente, pode-se tentar a ressutura com prescrição de antibióticos por via oral.

- Casos mais graves devem ser abordados com a retirada do material aloplástico.

4. Distorções dos implantes e contratura capsular:
   - Alteram a forma final da mama reconstruída.
   - São tratados através do reposicionamento cirúrgico do implante ou troca do mesmo, sempre com capsulotomia ou capsulectomia.

Reconstrução com Tecido Autógeno

1. Infecção:
   - Tratamento com antibioticoterapia e drenagem cirúrgica, se indicado.
2. Sofrimento dos tecidos e necrose:
   - Tratados com curativos e desbridamento cirúrgico, se indicado.
   - Grandes necroses podem exigir nova operação para reconstrução mamária.
3. Tecido insuficiente para a reconstrução:
   - Tratada tardiamente com a inclusão de implantes para complementação de volume.

Reconstrução do Complexo Aréolo-Mamilar e Mamoplastia de Simetrização

A reconstrução do complexo areolomamilar, bem como os procedimentos de adequação da mama contralateral são fundamentais na programação cirúrgica pela busca da melhor simetria.

- A reconstrução da aréola:
  - enxerto de pele total da região inguinal;
  - tatuagem terapêutica.

- A reconstrução do mamilo:
  - retalhos locais como o retalho C-V com a inclusão de fragmento de politetrafluoroetileno (PTFE);
  - enxerto de mamilo contralateral.

A adequação da mama contralateral é feita, quando necessária, através de técnicas clássicas de mamoplastias ou através da inclusão de implantes.

Reconstrução Pós-Tratamento Conservador
Introdução

A reconstrução mamária constitui capítulo importante da cirurgia plástica, estendendo-se desde o diagnóstico do câncer de mama, com avaliação da indicação e das possibilidades de reconstrução, até os refinamentos estéticos finais da mama reconstruída e reinserção social da paciente. Buscam-se os melhores resultados funcionais e estéticos com procedimentos menos invasivos e no menor número de etapas possível.

Na abordagem conservadora do câncer de mama procura-se preservar o máximo possível de tecido mamário, dentro das possibilidades terapêuticas de controle da doença, variando desde uma simples tumorectomia até uma quadrantectomia alargada associada a tratamentos complementares.

Ao se prever que a ressecção do tumor provocará deformidade estética na mama, deve-se sempre propor à paciente a possibilidade de reconstrução, preferencialmente de forma imediata, ou seja, no mesmo tempo cirúrgico.

Esclarecimento às Pacientes

1. Limites da reconstrução:
   - Informar às pacientes a importância do tratamento adequado da doença, bem como do resultado esperado com a reconstrução indicada, evitando falsas expectativas.
   - A abordagem conservadora do câncer de mama não é sinônimo absoluto de bom resultado estético.
   - As técnicas de reconstrução parcial da mama, principalmente com a utilização de retalhos locais, criam cicatrizes definitivas, às vezes em locais fora da região onde se encontrava o tumor.
   - O esclarecimento da paciente quanto ao posicionamento dessas cicatrizes, bem como da evolução das mesmas, é fundamental para o sucesso terapêutico.

2. A reconstrução mamária, por si, não dificultaria o diagnóstico de recorrência do tumor:
   - Algumas pacientes ainda abdicam da reconstrução imediata com medo do tratamento inadequado do tumor ou devido aos riscos de recidiva.

Indicações

- Teoricamente, todos os casos teriam indicação de reconstrução. O momento da reconstrução torna-se fator importante no resultado final, visto que observamos resultados estéticos superiores nas pacientes submetidas à reconstrução imediata.

Perdas Localizadas de Pele, Tecido Celular Subcutâneo e Glandular

- A técnica empregada é dependente do tamanho da ressecção, bem como da localização do tumor.

Perda de Projeção e Distorções do Complexo Aréolo-Mamilar (CAM)

- A técnica empregada é dependente da localização do tumor, considerando-se a forma e o posicionamento do CAM como elemento estético fundamental da mama.

Assimetria Resultante entre as Mamas

- Pode ser necessária a abordagem da mama contralateral quando assimetria considerável é observada após cirurgia conservadora.

Contraindicações

Recusa da Paciente a Ser Submetida à Reconstrução (Absoluta)

- Algumas pacientes ainda se recusam a serem submetidas à reconstrução mamária imediata, na maioria das vezes devido à grande preocupação que o diagnóstico inicial do tumor pode causar, bem como por temerem um tratamento oncológico inadequado devido a preocupações estéticas com a mama.

Presença de Comorbidades (Relativa)

- Diabetes *mellitus*, hipertensão arterial sistêmica, insuficiência renal crônica, entre outras.

Tabagismo (Relativa)

- O tabagismo crônico é fator de risco para insucesso na realização de procedimentos baseados em retalhos, bem como aumenta a incidência de complicações clínicas respiratórias e tromboembólicas.

Gravidez (Controversa)

- A conduta do Grupo de Estudos em Mastologia do HC/UFMG é aguardar o final da gestação para a realização do tratamento, a fim de evitar a formação de fístulas mamárias.

Tipos de Reconstruções

Uma forma didática de organizarmos os tipos e técnicas de reconstrução parcial da mama baseia-se na separação das lesões em grupos, de acordo com a localização do tumor, bem como das mamas em doadoras de tecido (quando a mama remanescente é suficiente para a reconstrução) e receptoras de tecido (quando a mama remanescente não é suficiente para a reconstrução).

Mamas Doadoras de Tecidos (Tabela 17.1)

Tabela 17.1	
Técnicas Conforme a Localização do Tumor	
Localização do Tumor	**Técnicas de Reconstrução Possíveis**
QSL Quadrante superomedial	• Retalho bilobulado • *Plug flap* • Retalho romboide • Mamoplastia de pedículo inferior • Mamoplastia de pedículo medial com rotação do quadrante inferomedial
QSM Quadrante inferomedial	• Retalho bilobulado • *Plug flap* • Retalho romboide • Mamoplastia de pedículo inferior
QC Quadrante central	• Retalho bilobulado (Figura 17.2) • *Plug flap* • Mamoplastia periareolar e clássica
QIL Quadrante inferolateral	• Retalho bilobulado invertido • Retalho romboide • Mamoplastia de pedículo superior
QIM Quadrante inferomedial	• Retalho com rotação medial de toda a mama • Retalho romboide • Mamoplastia de pedículo superior

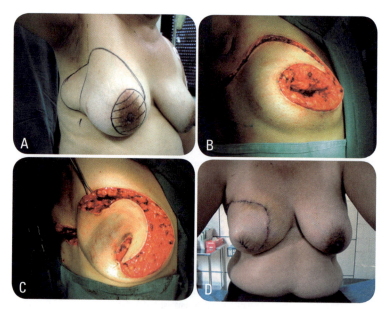

FIGURA 17.2. **Retalho bilobulado para reconstrução do quadrante central da mama. A.** Planejamento cirúrgico. **B.** Incisão do retalho após ressecção do quadrante central. **C.** Rotação do retalho. **D.** Pós-operatório.

Mamas Receptoras de Tecido (Tabela 17.2)

\multicolumn{2}{c}{Tabela 17.2 Opções Técnicas Conforme o Tamanho da Ressecção}	
Localização do Tumor	**Técnicas de Reconstruções Possíveis**
QSL	• Retalho toracolateral • Retalho do grande dorsal
QSM	• Retalho do grande dorsal • Implantes
QC	• Retalho toracolateral • Retalho do grande dorsal • Implantes

| QIL | • Retalho do grande dorsal
• *TRAM* (retalho) |
| QIM | • Retalho do grande dorsal
• *TRAM* (retalho) |

Complicações

Hematomas e Seromas

■ Hematomas de volume considerável observados no pós-operatório imediato devem ser esvaziados em condições estéreis, com realização de nova revisão de hemostasia. Pequenos hematomas e seromas tardios são tratados por punção com agulha de médio calibre e compressão local.

Infecção de Ferida Operatória

■ Por se tratar de cirurgia limpa, a incidência de infecção de ferida operatória encontra-se em torno de 2%, sendo que a realização da reconstrução imediata não aumenta os índices de infecção de ferida observados na ressecção tumoral isoladamente. O tratamento é feito com antibioticoterapia e drenagem cirúrgica, quando indicado.

Deiscências de Ferida

■ Podem ocorrer por tensão na linha de sutura, como em casos de hematomas, ou por infecção superficial ou profunda, ou ainda pela não obediência por parte da paciente dos cuidados indicados no pós-operatório. O tratamento pode se realizado pela ressutura precoce nos casos não infectados, ou deixando-se cicatrizar por segunda intenção e realizando-se nova operação para correção da cicatriz resultante tardiamente.

Necrose e/ou Sofrimento dos Retalhos

Complicações, passíveis de ocorrer em qualquer procedimento cirúrgico baseado em retalhos, são tratadas com curativos e desbridamentos, quando indicados, e ressutura precoce ou tardia do defeito ocasionado. Grandes necroses podem exigir uma segunda operação, baseada em outra técnica de reconstrução mamária para se alcançar um resultado adequado.

Assimetria das Mamas

- Assimetrias de até 20% no volume final entre as mamas são relativamente toleráveis. Graus maiores de assimetria volumétrica, bem como assimetria do posicionamento do complexo areolomamilar, devem ser tratadas com técnicas clássicas de mamoplastia, com ou sem a inclusão de implantes, na maioria das vezes com abordagem de ambas as mamas.

Considerações

- O tratamento conservador do câncer de mama deve vir sempre acompanhado de esclarecimento detalhado às pacientes quanto aos aspectos da doença, notadamente a possibilidade da cirurgia conservadora não ser o tratamento definitivo da lesão. Com base em estudos histológicos posteriores à cirurgia, existirá a possibilidade de complementação cirúrgica através de cirurgia radical, bem como a necessidade de abordagem da axila, ou pelo estudo do linfonodo-sentinela, ou ainda, do esvaziamento axilar em seus vários níveis.

- Sempre, ao se programar uma alternativa de reconstrução mamária, seja ela total ou parcial, considerar os efeitos locais de uma possível radioterapia no aspecto final da mama reconstruída, buscando oferecer às pacientes o melhor resultado possível em casos individualizados.

Capítulo 18

Protocolo de Tratamento e Acompanhamento do Câncer de Mama

■ Washington Cançado de Amorim

■ Leandro Cruz Ramires da Silva

Carcinoma Lobular *In Situ* (CLIS)

Devem ser tratadas conservadoramente as pacientes com tumores localizados que, retirados com margens livres, proporcionem resultados estéticos favoráveis com margens livres. A maioria dos casos de CLIS é diagnosticada após ressecção de tecido mamário para outros fins, como na mamoplastia redutora, por exemplo. O CLIS representa mais um fator de alto risco para um tumor invasivo futuro do que um tumor propriamente dito.

Não existe a necessidade absoluta para ampliação de margens e o seguimento deve ser feito com mamografia semestral nos três primeiros anos de pós-operatório e anualmente, posteriormente. A prática de atividade física, assim como outras medidas para redução de risco, deve ser estimulada.

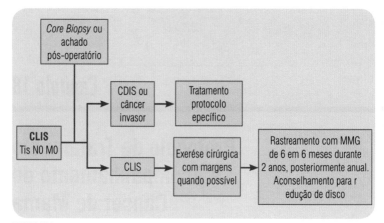

FIGURA 18.1.

Carcinoma Ductal *In Situ* (CDIS)

Devem ser tratadas conservadoramente as pacientes com tumores localizados que, retirados com margens livres, proporcionem resultados estéticos favoráveis, com margens livres preferencialmente superiores a 1 cm. As demais, portadoras de tumores extensos, deverão ser submetidas à mastectomia com biópsia de linfonodo-sentinela, se existe a suspeita de invasão.

Nas pacientes tratadas conservadoramente com mais de 50 anos, portadoras de tumores menores que 1 cm, de baixo grau, retirados com margens livres, a radioterapia pode ser dispensada. Nas pacientes de alto risco para recidiva local, a radioterapia se faz necessária. O uso de tamoxifeno 20 mg/dia durante 5 anos deve ser avaliado naquelas pacientes de alto risco, de maneira individualizada.

O seguimento deve ser feito com mamografia semestral nos três primeiros anos de pós- operatório e anualmente, em seguida. A prática de atividade física, assim como outras medidas para redução de risco, deve ser estimulada.

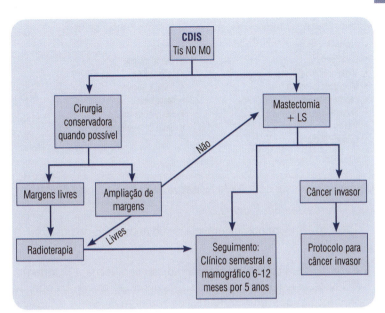

FIGURA 18.2.

Carcinoma Invasor

O protocolo de tratamento para o carcinoma invasor da mama do Grupo de Estudo em Mastologia da Faculdade de Medicina da UFMG (GEMA/FM/UFMG) considera os fatores prognósticos e subtipos histológicos como fundamentais na orientação do tratamento a ser proposto.

Fatores de Bom Prognóstico	Fatores de Mau Prognóstco
• Tumores < 1,0 cm (até pT1B) • Bem diferenciado grau 1 (subtipos favoráveis) • Idade > 35 com RE-positivo	• Tumores > 1 cm (pT1C ou maior) • Pouco diferenciados grau 3 (subtipos desfavoráveis) • Idade < 35 anos com RE-positivo • Idade > 35 anos e RE-negativo

Subtipos Histológicos Favoráveis (grau 1)	Subtipos Histológicos Desfavoráveis
• Adenoide cístico • Cribriforme • Medular típico (?) • Mucinoso (coloide) • Papilar invasivo • Secretor juvenil • Tubular • Túbulo-lobular (?)	• Apócrino • Ductal invasor • Inflamatório • Lobular invasor • Metaplásico • Secretor de lípides • Secretor de glicogênio

Carcinoma Invasor com Axila Negativa (N0) ou Sentinela-Negativo

Com Fatores de Bom Prognóstico

Até pT1B, subtipos favoráveis, > 35 anos e RE-positivo.

■ Cirurgia:

- cirurgia radical (mastectomia radical modificada a Madden):
    - impossibilidade de cirurgia conservadora (aspecto estético exclusivo);
    - tumores multicêntricos independentemente do tamanho;
    - pacientes com contraindicação para radioterapia (colagenoses, lúpus sistêmico disseminado ou outra);
    - pacientes que recusam cirurgia conservadora.
- cirurgia conservadora:
    - em todos os demais casos.

■ Radioterapia:

- após cirurgia conservadora:
    - em todo o corpo mamário restante, na dose de 5.940 cGy em 5,0 a 5,3 semanas;
- após mastectomia;
- sem radioterapia.

GUIA DE BOLSO DE MASTOLOGIA

- Quimioterapia:
  - tamoxifeno por 5 anos.

Com Qualquer Fator de Mau Prognóstico

pT1c ou >, subtipos desfavoráveis, > 35 anos RE-negativo, < 35 anos RE-positivo.

- Cirurgia:
  - cirurgia radical (mastectomia radical modificada a Madden):
    - impossibilidade de cirurgia conservadora (aspecto estético exclusivo);
    - tumores multicêntricos independentemente do tamanho;
    - tumores > 5,0 cm;
    - pacientes com contraindicação para radioterapia (colagenoses, lúpus sistêmico disseminado ou outra);
    - pacientes com resposta desfavorável a QT neoadjuvante, quando for o caso;
    - pacientes que recusam cirurgia conservadora.
  - cirurgia conservadora:
    - em todos os demais casos.
- Radioterapia:
  - após cirurgia conservadora:
    - em todo o corpo mamário restante, na dose de 5.940 cGy em 5,0 a 5,3 semanas.
  - após mastectomia:
    - radioterapia somente no plastrão costal em situações de alto risco para recidiva local (T > 5,0 cm, invasão angiolinfática, Ca *in situ* extenso associado, subtipos desfavoráveis grau 3), na dose de 4.500 a 5.040 cGy no período de 5,0 a 5,3 semanas.

SÉRIE GUIAS DE BOLSO EM GINECOLOGIA E OBSTETRÍCIA

- Quimioterapia:
  - adjuvante:
    - FAC seis ciclos ou CMF oito ciclos para pacientes com restrições ao FAC;
    - tamoxifeno ou inibidor da aromatase por 5 anos nas pacientes RE-positivo;
    - trastuzumabe nos casos Her2-positivos. Nos casos de dúvida quanto à positividade de Her2 na imuno-histoquímica, checar com o teste de *Fish*.
  - neoadjuvante:
    - quatro ciclos de AC a cada 21 dias seguidos por 12 semanas de Paclitaxel (T) semanal na dose de 80 mg/m^2.

Carcinoma Invasor com Axila Positiva (N1 ou N2)

- Cirurgia:
  - cirurgia radical (mastectomia radical modificada a Madden):
    - impossibilidade de cirurgia conservadora (aspecto estético exclusivo);
    - tumores multicêntricos independentemente do tamanho;
    - tumores > 5,0 cm;
    - pacientes com contraindicação para radioterapia (colagenoses, lúpus sistêmico disseminado ou outra);
    - pacientes com resposta desfavorável a QT neoadjuvante, quando for o caso;
    - pacientes que recusam cirurgia conservadora.
  - cirurgia conservadora:
    - em todos os demais casos.

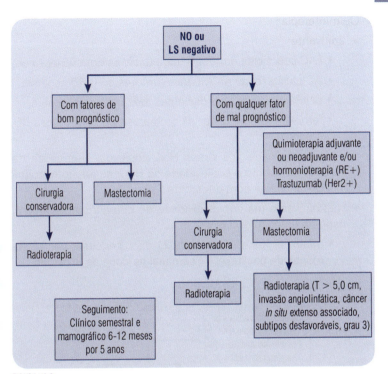

FIGURA 18.3.

- Radioterapia:
  - após cirurgia conservadora:
    - em todo o corpo mamário restante na dose de 5.940 cGy e nas fossas supra e infraclavicular na dose de 4.500 cGy no período de 5,0 a 5,3 semanas.
  - após mastectomia:
    - radioterapia no plastrão costal na dose de 5.940 cGy e nas fossas supra e infraclavicular na dose de 4.500 cGy em 5,0 a 5,3 semanas.

- Quimioterapia:
  - adjuvante:
    - FAC seis ciclos ou A/CMF para tumores com RE-positivo;
    - AC/paclitaxel ou A/CMF para tumores com RE-negativo;
    - CMF oito ciclos para pacientes idosas ou cardiopatas;
    - tamoxifeno ou inibidor da aromatase por 5 anos nas RE--positivo;
    - trastuzumabe nos casos Her2-positivos. Nos casos de dúvida quanto à positividade de Her2 na imuno-histoquímica, checar com o teste de *Fish*.
  - Neoadjuvante (na impossibilidade de cirurgia conservadora, aspecto estético exclusivo):
    - quatro ciclos de AC a cada 21 dias, seguidos por 12 semanas de paclitaxel (T) semanal na dose de 80 mg/m^2.

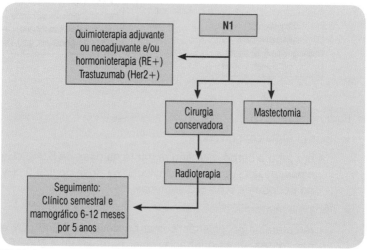

FIGURA 18.4.

Índice Remissivo

A

Alterações benignas da mama, 71
  alterações fibrocísticas da mama, 71
    cistos, 71
    fibrose, 73
    metaplasia ou alteração apócrina, 73
  ectasia ductal, 87
    etiologia e patogênese, 87
  fibroadenoma, 79
    conduta, 80
      fibroadenoma e risco de câncer de mama, 80
      fibroadenoma gigante, 80
      fibroadenoma juvenil, 80
  hamartoma, 86
  lesões proliferativas, 73
    adenose esclerosante, 74
    adenose simples ou de ductos terminais, 74
    cicatriz radial e lesão esclerosante complexa, 79
    hiperplasias epiteliais, 74
      evolução biológica das hiperplasias epiteliais mamárias, 75
      hiperplasias ductais atípicas, 75
      hiperplasias ductais usuais (ou moderada/florida, sem atipias), 74
      hiperplasias lobulares atípicas, 75
    lesões de células colunares ou atipia
    plana, 76
      alteração de células colunares, 76
      hiperplasia de células colunares, 76
  lipoma, 87
  papiloma intraductal, 84
    papiloma intraductal múltiplo, 85
    papiloma intraductal solitário, 84
  tumor filoides, 81
    conduta, 83
    diagnóstico diferencial, 83

B

Biópsias, 41
  Biópsia de Fragmento por Agulha (BFA)
  Core Biopsy, 44
  biópsia excisional, 47
  biópsia incisional (aberta), 47
  biópsias de lesões não palpáveis, 48
    agulhamento, 48
    ROLL, 48
  mamotomia, 46
  Punção Aspirativa por Agulha Fina (PAAF), 42

C

Câncer de mama em situações especiais, 119
  câncer de mama associado à gravidez, 128
    diagnóstico, 129
    gravidez subsequente ao tratamento para câncer de mama, 131

orientações importantes, 132
tratamento, 130
   cirurgia, 130
   hormonoterapia, 131
   quimioterapia, 130
   radioterapia, 130
câncer de mama na mulher idosa, 119
diagnóstico, 120
   rastreamento mamográfico e
   mamografia, 120
orientações importantes, 125
tratamento, 122
   cirurgia, 122
   hormonoterapia, 125
   quimioterapia, 124
   radioterapia, 123
câncer de mama na mulher jovem, 126
diagnóstico, 126
   rastreamento mamográfico, 126
orientações importantes, 128
   gravidez futura, 128
   prognóstico, 128
tratamento, 126
   cirurgia, 126
   hormonoterapia, 127
   quimioterapia, 127
   radioterapia, 127
câncer de mama no homem, 137
diagnóstico, 138
orientações importantes, 139
tratamento, 138
   cirurgia, 138
   hormonoterapia, 139
   quimioterapia, 139
   radioterapia, 138
carcinoma inflamatório de mama, 135
diagnóstico, 135
orientações importantes, 136
tratamento, 136
   cirurgia, 136

   hormonoterapia, 136
   quimioterapia, 136
   radioterapia, 136
carcinoma oculto da mama apresentando-
se como massa axilar, 139
orientações importantes, 140
tratamento, 140
doença da Paget (Carcinoma de Paget), 132
diagnóstico, 133
orientações importantes, 134
tratamento, 133
   cirurgia, 133
   hormonoterapia, 134
   quimioterapia, 134
   radioterapia, 134

D

Diagnóstico
de lesões, 30
de recidivas, 30
Drenagem linfática, 11, 13

E

Epidemiologia do câncer de mama, 99
Estadiamento do câncer de mama, 111
anatomia patológica (pN), 113
linfonodos regionais (N), 112
metástases à distância (M), 115
   estadio clínico/grupos de prognósticos,
   115
      grau histopatológico (G), 116
      tipos histopatológicos, 116
tumor primário (T), 111
Exame clínico, 15
autoexame das mamas, 16
   deitada, 19
   durante o banho, 18
   em frente ao espelho, 18
exame físico das mamas, 15

F

Fatores prognósticos e preditivos no câncer de mama, 105
    fatores preditivos, 107
        Her 2, 108
            Mammaprint, 110
            Oncotype DX, 109
        receptores hormonais, 108
    fatores prognósticos, 105
        classificação molecular, 107
        estádio da doença (tamanho do tumor e envolvimento axilar), 106
        grau histológico, 106
        idade e status menopausal, 106
        tipo histológico, 106

G

Ginecomastia, 55
    definição, 55
    diagnóstico, 60
    fisiopatologia, 57
        estados de deficiência de androgênio, 58
        estados de excesso de estrogênio, 58
        ginecomastia associada a medicamentos, 59
    manifestações clínicas, 57
    tratamento, 62
        complicações, 62
        tratamento cirúrgico, 62
Glândulas mamárias, 3
    anatomia e fisiologia, 3
        aréola e mamilo, 6
        extensão e localização, 5
        forma, 4
        tamanho e estrutura, 4
    anomalias congênitas e adquiridas, 7
        amastia, 7
        assimetrias mamárias, 8
        gigantomastia – hipertrofia mamária da gravidez, 8
        polimastia – mamas supranumerárias, 7
        politelia – mamilo supranumerário, 7
        sinmastia – confluência medial das mamas, 8
    drenagem linfática, 11
    inervação, 10
    irrigação e drenagem venosa, 8
    metástases – vias de disseminação, 13
        via linfática, 13
        via venosa, 13

H

Hemarfroditismo, 58
Hiperplasias
    ductais atípicas, 75
    lobulares atípicas, 75

I

Imagens, 87
Incisões inframamárias, 80
Intraductal, 95

J

Jovens, 120

L

Lactação, 130
Linfonodo-sentinela, 122
Literatura, 123

M

Mamas e gravidez, 21
    fissuras areolares, 25
    hipogalactia e hipergalactia, 24
    mastite puerperal, 26
    suspensão do aleitamento, 25
Mastites não puerperais, 63
    tipos, 63

a mastite crônica granulomatosa, 65
mastite granulomatosa idiopática, 67
mastite linfocítica B autoimune, 67
mastite não puerperal ou esporádica, 63
mastite por actinomices (Actinomyces israelii), 67
mastite tuberculosa, 68
sarcoidose, 68
tratamento, 68
antibióticos, 69
cuidados gerais, 68

N

Neoplasias malignas da mama, 89
Carcinoma ductal in situ (CDIS), 89
Carcinoma lobular in situ (CLIS), 90
carcinomas mamários invasores, 93
aspectos clínicos e morfológicos, 93
disseminação e metástases, 95
metástases para a mama, 98
outras neoplasias malignas da mama, 98
Propedêutica mamária por imagem, 29
BI-RADS® (Breast Imaging Reporting and Data System), 35
BI-RADS Mamografia (MMG), 36
BI-RADS Ressonância Nuclear Magnética das Mamas (RNM), 39
BI-RADS Ultrassonografia Mamária (US), 38
objetivos, 35
mamografia, 30
incidências adicionais e suas indicações, 31
indicações, 30
posicionamento mamográfico: critérios de qualidade, 32
roteiro para avaliação e interpretação mamográfica, 31
técnicas adicionais e suas indicações, 30

ressonância nuclear magnética (RNM), 34
indicações, 34
situações que interferem com o estudo dinâmico da RNM, 35
ultrassonografia (US), 33
em caso de dúvida, 33
indicações, 33
principal causa de falso-positivo, 33

O

Ocitocina, 10
Osso sacro, 13

P

Protocolo de tratamento e acompanhamento do câncer de mama, 189
Carcinoma Ductal in situ (CDIS), 190
carcinoma invasor, 191
carcinoma invasor com axila negativa (N0) ou sentinela-negativo, 192
com fatores de bom prognóstico, 192
com qualquer fator de mau prognóstico, 193
carcinoma invasor com axila positiva (N1 ou N2), 194
Carcinoma Lobular in situ (CLIS), 189

Q

Quimioterapia
adjuvante, 153
neoadjuvante

R

Reconstrução mamária pós-tratamento cirúrgico do câncer de mama, 175
reconstrução pós-tratamento conservador, 182
complicações, 187
assimetria das mamas, 188

deiscências de ferida, 187
hematomas e seromas, 187
infecção de ferida operatória, 187
necrose e/ou sofrimento dos
retalhos, 188
considerações, 188
contraindicações, 184
gravidez (controversa), 184
presença de comorbidades
(relativa), 184
recusa da paciente a ser submetida à
reconstrução (absoluta), 184
tabagismo (relativa), 184
esclarecimento às pacientes, 183
indicações, 183
assimetria resultante entre as
mamas, 184
perda de projeção e distorções do
complexo aréolo-mamilar (CAM), 184
perdas localizadas de pele, tecido
celular subcutâneo e glandular, 183
introdução, 182
tipos de reconstruções, 185
mamas doadoras de tecidos, 185
mamas receptoras de tecido, 186
reconstrução pós-tratamento radical, 175
complicações, 180
reconstrução com materiais
aloplásticos, 180
reconstrução com tecido
autógeno, 181
contraindicações, 176
esclarecimento à paciente, 176
indicações, 176
introdução, 175
reconstrução do complexo
aréolo-mamilar e mamoplastia de
simetrização, 181
tipos de reconstruções, 177

reconstrução com materiais
aloplásticos, 177
reconstrução com tecido
autógeno, 179

S

Seio lactífero, 6
Serrátil, 5
Síndrome de Poland, 7
Subareolar, 6

T

Tratamento cirúrgico do câncer de mama, 141
cirurgia conservadora, 141
contraindicações, 144
absolutas, 144
relativas, 145
dissecção axilar, 146
exérese do linfonodo-sentinela, 145
indicação, 142
técnica cirúrgica, 145
cirurgia radical, 146
mastectomia radical a halsted, 146
mastectomia radical modificada a
madden, 147
mastectomia radical modificada a
patey, 146
mastectomia simples, 147
tratamento cirúrgico após tratamento
quimioterápico neoadjuvante, 148
Tratamento radioterápico adjuvante e paliativo
do câncer de mama, 165
radiocirurgia, 170
metástase óssea, 172
radioterapia no câncer de mama, 165
doença invasiva localmente avançada
(IIB a III), 167
pacientes submetidas à
mastectomia, 167

pacientes submetidas a tratamento conservador, 167

estádios I a IIB, 166

indicações, 166

Carcinoma Ductal in Situ (CDIS), 166

radioterapia paliativa no câncer de mama, 170

metástase em sistema nervoso central, 170

radioterapia parcial acelerada de mama, 167

complicações e seus tratamentos, 168

complicações tardias, 168

dermatites actínicas (complicações agudas), 168

Tratamento sistêmico adjuvante, neoadjuvante, hormonoterápico e paliativo do câncer de mama, 151

doença metastática, 160

hormonoterapia paliativa, 161

fulvestranto, 161

inibidores de aromatase, 161

tamoxifeno, 161

quimioterapia paliativa, 162

eventos adversos mais frequentes, 156

antraciclinas (doxorrubicina e epirrubicina), 156

taxanes, 157

ciclofosfamida, 159

docetaxel, 158

fluorouracil, 158

metotrexate, 159

paclitaxel, 157

trastuzumabe, 160

hormonoterapia adjuvante, 151

inibidores da aromatase, 152

tamoxifeno, 152

quimioterapia adjuvante, 153

esquemas, 153

antraciclinas (doxorrubicina e epirrubicina), 153

taxanos em adição às antraciclinas, 154

trastuzumabe, 155

indicações, 153

quimioterapia neoadjuvante, 155

esquemas mais utilizados, 156

indicações, 155

U

Ultrassonografia Mamária (US), 38

V / X / Z

Via

linfática, 13

venosa, 13

Vias de disseminação, 13